中药产业新质生产力
关键技术与应用场景蓝皮书

主编

邱华伟　李　正

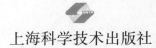

上海科学技术出版社

内 容 提 要

本书深入分析了中药产业当前面临的机遇与挑战,系统阐述了中药产业新质生产力关键技术、应用场景及案例分析,探索如何通过新质生产力的引入与融合,促进中药产业的技术创新、产业升级和可持续发展,同时提出了政策建议与保障措施,助力推动中药产业迈向高质量发展新阶段。

本书可为从事中药制药生产、科研与设计的科研、管理、技术人员以及医药院校师生等提供参考和借鉴。

图书在版编目(CIP)数据

中药产业新质生产力关键技术与应用场景蓝皮书 / 邱华伟,李正主编. -- 上海:上海科学技术出版社,2024. 12. -- ISBN 978-7-5478-6928-4

Ⅰ. F426.7

中国国家版本馆CIP数据核字第2024YW6409号

本书出版受到国家现代中药产业链高质量发展计划支持

中药产业新质生产力关键技术与应用场景蓝皮书
主 编 邱华伟 李 正

上海世纪出版(集团)有限公司
上海科学技术出版社 出版、发行
(上海市闵行区号景路 159 弄 A 座 9F-10F)
邮政编码 201101   www.sstp.cn
山东韵杰文化科技有限公司印刷
开本 787×1092 1/16 印张 12.25
字数:200 千字
2024 年 12 月第 1 版 2024 年 12 月第 1 次印刷
ISBN 978-7-5478-6928-4/R·3161
定价:138.00 元

编委会

主编

邱华伟　李　正

副主编

王　亮　吴　宪

编委

（按姓氏笔画排序）

王桂华　王培栋　申　诺　朱华旭　伍振峰　刘妍如　刘富迪　羊云彬　许彩萍
麦　毅　杨　利　杨文志　岑世欣　余河水　汪　勇　张　磊　罗小荣　孟昭平
秋　晖　贺志真　章顺楠　程　杰　颜　炜　瞿海斌

指导单位

中国中药协会

中华中医药学会

现代中药创制全国重点实验室

现代中医药海河实验室

前　言

　　传承、创新、发展中医药是新时代中国特色社会主义事业的重要内容。党和国家高度重视中医药传承创新发展，习近平总书记强调，要推动中医药事业和产业高质量发展，推进中医药现代化、产业化，让中医药走向世界。2024年政府工作报告提出，"大力推进现代化产业体系建设，加快发展新质生产力"。

　　加快形成中药产业新质生产力，是推动中医药高质量传承创新发展的内在要求和重要着力点。发挥科技创新的主导作用是实现中药产业高质量发展的关键路径，将加速推进现有科技成果转化充分应用到中药产业链，推动传统产业转型升级，加快建设中药现代化产业体系。

　　本蓝皮书的编写旨在阐明中医药作为中华民族瑰宝在全球健康产业中的重要地位以及在新时代背景下推动中药产业高质量发展的迫切性和战略意义。全书深入分析中药产业当前面临的机遇与挑战，探索如何通过新质生产力的引入与融合，促进中药产业的技术创新、产业升级和可持续发展；阐述新质生产力的内涵，包括信息技术、生物技术、新材料技术、智能制造技术等在内的多领域融合创新；厘清中药产业高质量发展中存在的问题、机遇和挑战，结合新质生产力的特征，阐述新质生产力促进中药产业高质量发展的关键技术和应用场景；展望中药产业在新质生产力驱动下的发展前景，包括技术创新方向、产业升级路径等，强调新质生产力对推动中药产业转型升级的重要性，把握机遇，应对挑战，共同推动中药产业迈向高质量发展新阶段。

　　本书共四章，分别从中药产业与新质生产力有机结合、关键技术、应用场景与案例分析等方面详细阐述其重要性，同时提出对应的政策建议与保障措施。由于编撰时间有限，本书内容的整体性和全面性可能存在一些不足，希望相关部门、同行专家、广大读者提出宝贵意见和建议，以便于我们在今后的工作中进一步完善。

编者

2024 年 9 月

目 录

第一章
概　述

第一节
中药产业与新质生产力

一、中药产业是形成医药新质生产力的重要领域

中医药是我国古代科学的瑰宝，也是打开中华文明宝库的钥匙，在维护人民健康和促进社会经济发展中起到重要作用。近年来，党和政府高度重视中医药工作，充分肯定了中医药在卫生领域的重要地位。习近平总书记在 2019 年全国中医药大会上做出重要指示，强调"要遵循中医药发展规律，传承精华，守正创新"，中药产业迎来良好的发展机遇。随着新一轮科技革命和产业变革的加速演进，我国制造业呈现出智能化发展趋势，科技创新在产业领域中的战略支撑作用愈发凸显。习近平总书记在中国科学院第十九次院士大会、中国工程院第十四次院士大会上的讲话上强调，"关键核心技术是要不来、买不来、讨不来的"，充分肯定了科技创新的核心地位，只有大力推动科技创新，牢牢把握关键核心技术，才能使产业发展始终保持竞争优势。

中药制造业作为传统产业，始终高度重视科技创新，在《中国制造 2025》行动纲领的引领和推动下，中药制造业将智能制造作为转型升级的重大方向，逐渐从粗放式发展向智慧制药迈进。《中医药发展战略规划纲要（2016—2030 年）》提出，要推进中药工业数字化、网络化、智能化建设，加强技术集成和工艺创新，智能制造成为未来中药制造业发展的必然趋势，为中药制造业带来新机遇的同时，也带来更高要求。但目前中药工业领域追求规模、忽视创新的现象仍然存在，同质化竞争日趋激烈，中药工业长期处于价值链的中低端，仍存在物质基础和作用机制不明确、产品精深加工不足、质量控制和评价较难等一系列发展难题，中药工业低端供给过剩和高端供给不足同时存在，关键技术亟待突破。

发展新质生产力是推动高质量发展的内在要求和重要着力点,中医药产业亟需培育与发展新质生产力。我国医药产业发展进入了新阶段,要实现从制药大国进化为制药强国,不仅需要提高发展效率、提升发展质量,更需要增强发展动能、迭代升级产业模式、优化调整产业结构。中医药产业发展对于促进我国健康事业发展、增进人民健康福祉具有深远影响。

二、新质生产力是中药产业高质量发展的着力点

在政策引领、技术驱动与资本助推下,创新成为当前我国医药产业升级发展的主旋律。发展新质生产力是坚持实施创新驱动发展战略的必然选择,是医药产业从仿制药开发到创新药开发、从医药大国到医药强国转型的必由之路,是面对世界突发公共卫生事件时,我国能够担当大国责任的重要保障。

结构调整是医药产业高质量发展的重要抓手。大力发展新质生产力是应对新一轮技术变革、跨界融合的必然选择。通过创新驱动转型,进一步调整产品结构,突破发展瓶颈,需进一步加大创新产品的研发与市场准入,并引导无市场需求产品的退出。我国药品批文已超过 15 万个,超过八成获批于 2007 年或更早。根据中国医药工业信息中心对医院端和药房端的用药数据监测,化学药和中成药批文中约八成在近 3 年无销售记录,生物制品批文中约五成在近 3 年无销售记录。

中药产业的高质量发展对促进我国健康事业发展、增进人民健康福祉具有深远影响。从需求端看,仍存在巨大的未被满足的临床需求,对于衰老、认知障碍、遗传疾病等的治疗,构成了新质生产力的无限应用空间。与此同时,从产业的低碳绿色发展角度看,新质生产力的应用也远不止于此。如何大幅提高生产效率、降低生产能耗、提升产品品质,都是当前我国中药产业发展中的迫切需求。

三、发展新质生产力是中药创新的必然趋势

中药产品质量是中医药产业高质量发展的根本立足点,关乎患者临床用药疗效和人民群众的身体健康。中医药新质生产力立足于中药现代化、智能化发展,运用现代科学技术构建以中药产品生产全产业链质量数字化为核心的现代化中药产业链,从中药材种植出发,到中药产品销售服务,贯穿整个中药产品生产全生命周期的智能化产业链,进行产业链中各环节的设备、工艺和产品质量数据的实时采集、实时传输、实时显示、实时反馈控制,提升中药产业的数字化和标准化水平,创建现代中药智能制造模式,工艺数字化设计、

准确把控设备控制参数、生产过程透明化,全程把控中药产品的安全性、有效性和质量均一性,助推中药产品质量的提高。基于区块链、大数据、物联网等技术的联合应用建立起中药溯源系统,实现从药材初种植到生产再到流通全过程的追溯管理,可有效确保中药品质和安全,更好地满足用户需求,提高人民群众的满意度,推动中药产业蓬勃发展。

第二节
中药产业发展中的问题与挑战

一、中药材质量参差不齐

中药资源领域的种植和饮片加工炮制环节面临着诸多问题与挑战。首先,在种植环节,存在良种推广不足、种植管理技术落后、建设水平偏低、规模化发展不足以及种植模式单一导致生态环境受影响等问题,制约了药材质量和产量的提升,同时也限制了中药产业的可持续发展。其次,在饮片加工炮制环节,饮片质量标准不健全、生产模式落后、炮制加工设施滞后以及调剂配方"断档"等问题频发,影响了中药饮片的质量和安全,进而制约了中药疗效的发挥。此外,虽然近年来中药饮片生产规范化水平、质量等得到提升,生产规模不断扩大,但行业仍面临着标准化水平不高、生产规模化程度低、科技创新不足以及缺乏对供需平衡的宏观统筹调控等问题,这些问题亟待解决以促进中药产业的可持续发展。

二、中药制药生产水平相对落后

中药制药工艺现存的问题和挑战主要体现在自动化和智能化水平的相对落后。由于历史原因,中药科技基础相对薄弱,导致中成药制药工艺粗放、质控技术落后、过程风险管控薄弱等不足,这些因素制约了中药品种做大做强。中药制造技术目前整体属于以"管道化、自动化和半自动化"为主要特征的第二代制药技术。多数中药生产操作较粗放,缺乏制药过程质量在线监控方法,制药装备智能化程度较差,过程质量保障体系缺乏,企业创新驱动力不足,导致中药制药技术整体水平落后于时代要求,制约了中药产品标准进一步提高,成为阻碍中药工业大规模发展的瓶颈。

三、中药资源循环利用体系不健全

中药资源产业规模逐年扩大,但在资源循环利用方面仍面临诸多挑战。首先,中药资源利用效率低下,导致大量资源浪费。此外,随着国家脱贫攻坚和乡村振兴战略的实施,中药材栽培面积快速增加,进一步加剧了资源消耗和环境压力。面对这些问题,实现中药资源的循环利用成为降低碳排放、推进绿色转型的必然选择。然而,当前许多中药生产企业仍采用传统的大量生产、大量消耗和大量废弃的模式,亟需通过技术创新和政策支持,推动中药资源循环利用,提高资源利用效率,减少环境负荷,促进中药产业的可持续发展。

四、产学研协同链条尚未打通

近年来,在国家持续推动科技创新体制机制建设的战略部署下,中医药领域的科研机构与企业实现协同研发,并成功培育了一批高质量发展企业。但是在高价值成果供给、专业服务体系搭建、科技激励政策创新及执行等层面,仍然存在卡点未清除、转化土壤不够肥沃等难点与痛点,从而导致中医药领域的科创资源潜力得不到充分发挥、科创资源创新活力得不到有效激发。

目前,在以国家全面深化改革为核心的全面创新改革试验文件精神指导下,国内医药类高等院校、科研院所、新型研发机构等各类试点单位,通过探索解决科研人员"不想转""不敢转"的问题,已逐步成为科技成果转化的主要力量,但是非试点科研事业单位仍然存在职务科技成果权属、作价投资过程中国有股权管理不明晰以及国有资产处置易触红线等问题,科研人员对医药类成果转化仍存顾虑。

五、中药产业人才结构不合理

当前,我国中药产业发展仍面临诸多挑战,其中人才结构问题尤为突出。一方面,高端复合型人才的不足成为制约中药产业数字化、智能化发展的关键瓶颈。这些高端人才不仅具备深厚的中药学知识,还需要掌握现代科技、信息技术等跨学科知识,以推动中药产业的创新发展。然而,目前这样的人才储备相对不足,导致中药产业在关键技术研发、产业升级等方面进展缓慢。另一方面,基层人员的短缺和中药材知识匮乏也制约了中药产业的发展。中药材的种养殖、采收等环节需要专业的知识和技能,但由于基层人员缺乏相关培训和教育,导致中药材的质量无法得到保证,无法满足市场的要求,也制约了中药产业的可持续发展。

第三节
新质生产力促进中药产业高质量发展

一、推动中药资源质量体系建设

作为中国的传统特色产业,中药材凭借其丰富的自然资源、深厚的文化底蕴和独特的医疗效果,在全球市场赢得了广泛认可。然而,中药产业链长且复杂,影响中药质量的因素众多,且中药内在物质基础具有多样性和复杂性,这决定了中药质量的评价模式应区别于化学药物,须体现中药"整体观"的特点。目前已经普遍认识到,简单套用天然药物和化学药物的质量标准研究形式,既不能反映中药本身的特色和临床功效,也无法科学合理地反映中药内在质量,甚至脱离临床实际。如何制定真正彰显"临床价值"的高品质中药评价标准与技术规范,构建符合中医药作用规律和中药生产特点的中药质量标准体系,进而建立中药材全链条品质保障体系,是中医药产业高质量发展的关键技术问题。同时,种植、加工、仓储和流通环节中的质量问题对中药材的国际市场竞争力产生了不利影响。针对上述问题,需要从中药种植、中药加工炮制等方面综合考虑。通过收集和保存种质资源、选育优良品种、强化资源监测,从源头上确保中药材质量。建设药用植物种质资源库,建立专业化繁育基地,并完善动态监测体系,出台相关管理办法,规范生产经营。强化中药材规范化种植,优化道地药材生产布局,突破珍稀濒危中药材的人工繁育技术,推广先进适用的生产技术,确保资源可持续利用。同时,推动中药炮制技术的传承创新,深入研究炮制理论,完善饮片质量标准,确保中药饮片质量。建设炮制技术传承基地,挖掘和传承传统技术,开展质量标准和生产工艺研究,加强区域特色饮片和技术的挖掘、整理与传承。

二、建立中药新药智能研发平台

中药新药研发是中药现代化的重要内容,传承创新中医药精华,以科学技术推进中药研发,研制出优质、有效的中药新药,是解决和保障临床疾病治疗需求的根本目的,也是推动中医药事业和中医药产业高质量发展的关键之一。随着科学技术的快速发展,新质生产力成为推动各个战略产业进步的重要引擎。尤其在高度依赖技术创新和知识密集的中药新药发现领域,新质生产力的引领作用更为显著,其表现形式尤为丰富,能够为中药新药发现的创新发展注入强大动力,提供了新的机遇和可能性。

三、提升中药制药过程质量控制水平

针对传统中药制药过程中产品质量表征不清楚、形成与传递规律不明白、控制不精准的难题,需要以信息技术与中药学科的融合为着力点,基于中医药整体观,结合中药配伍理论、中药药效物质多模态辨识、中药大数据及知识图谱,开拓中药绿色智能制造新技术。以中药生产单元智能化、绿色化、精益化、连续化关键技术突破为核心,阐明中药制药工程原理,构建中药制药单元操作、集成模块、生产线、车间、工厂的数字孪生模型。基于机制模型和大数据建立过程动态仿真模型,实现基于质量源于设计理念的工艺过程开发和跨平台快速迁移。研制适合中药生产的成套制药装备,建立数字化中药制药技术平台和示范生产线,创建低能耗、低物耗、高品质的中药智慧精益制造新模式。面向中成药大品种,研制中药制药过程测控技术方法与设备,实现从投料—提取—浓缩—制剂全流程关键质控指标数字化,针对提取、浓缩、醇沉、干燥、制粒等关键工艺构建"机制+大数据"数字孪生过程仿真模型,建立面向多任务、多目标的中药制药过程质量控制方法与系统,提高质量控制水平和过程能力。

四、促进中药产业绿色低碳发展

建立中药资源循环利用模式,实现废弃物和副产物的资源化利用。推动企业实施生产过程的绿色低碳化改造,淘汰高污染的工艺技术和生产设施。采用创新技术和装备推动传统生产过程转型,实现生产过程的绿色化改造,确保"三废"稳定达标排放。实施中药制药过程的碳减排行动,制定和实施中药工业重点领域碳减排行动计划,提高全行业资源综合利用效率。支持企业开发和应用节能技术和装备,减少二氧化碳及其他温室气体排放。借助多学科力量和现代科学方法,开展系统的科学研究,揭示中药废弃物及副产物的多途径、多层次潜在利用价值。构建并优化契合中药资源产业经济特点的工程技术体系，实现有效推广和转化，为中药资源循环经济产业链的全过程提供技术支持和保障。

五、建立中药生产智慧监管体系

中药生产智慧监管体系是结合现代信息技术，对中药从种植到生产全过程进行智能、高效监管的重要机制。它结合大数据、云计算等先进信息技术，通过智能化、精确化、数字化和协同化的手段，实现对中药研发、生产、质量控制和物流等全过程的深度监管。这不仅体现了对中医药传承与创新发展的深刻理解，也是加强质量监督、严守安全底线的关键举措。通过建立大数据分析平台，推动智能化装备的升级和核心业务的信息化建设，中药生产智慧监管将有效提升中药产业的质量管理能力，推动中药产业从种植到生产的全链条优化和提升，进一步促进中药的绿色、创新和高质量发展。

第二章
中药产业新质生产力关键技术

第一节
中药智能制药设备关键技术

一、智能制药设备概述

（一）智能制药设备定义与重要意义

随着全球工业化和信息化的深入推进，制药行业正逐渐向智能化迈进，特别是在中药生产领域，智能制药设备的引入为传统工艺带来了巨大的变革。智能制药设备通过集成自动化、物联网（internet of things, IoT）、人工智能（artificial intelligence, AI）等多种先进技术，极大地提高了生产效率、提升了产品质量，确保了药品生产过程的安全与稳定性。智能化设备不仅满足了现代药品生产对精确度、实时监控和高效运行的需求，同时还响应了全球医药行业日益严格的质量管理标准和合规要求。在此背景下，智能制药设备的定义及其在中药产业中的意义，尤为值得深入探讨。

1. 智能制药设备的定义

"智能制药设备"是指将先进的自动化、信息化与智能化技术应用于制药生产的设备，能够实现自我感知、自我诊断、自我调整及自我优化等功能。这类设备通常集成了传感器网络、数据采集与处理系统、实时监控与反馈系统、人工智能分析模块等，能够自动完成药品生产中的各项复杂操作。其智能化体现在设备不仅能够执行预定的操作，还能通过实时数据反馈优化生产过程，从而实现更加高效、稳定的生产。

在中药制药领域，智能制药设备尤其强调对药材成分的精确控制、生产过程中多变量条件的自动调节以及质量的实时监控。例如，在药品制粒过程中，设备可以根据实时监测的环境条件，如温湿度、药物成分浓度，自动调整工艺参数，确保每批次中药产品的均匀性与稳定性。

智能制药设备的智能化程度可根据其集成的技术水平进行区分。较为基础的智能设备可能只是实现了自动化操作,而更高级的智能设备则能够结合大数据分析、机器学习算法,实现生产过程的自适应调整与优化。这种设备不仅提升了药品的生产效率,还显著提高了产品的一致性和质量可靠性。

2. 智能制药的意义

智能制药设备的引入对于制药行业,具有深远的意义。从工艺改进、质量提升到生产模式的创新,智能设备带来了前所未有的机遇。

智能制药设备通过自动化和智能化技术减少了人工干预,使得生产过程更加高效、精确。传统的中药制药过程通常依赖于人工操作,工艺烦琐且效率较低,尤其是在中药制剂的提取、分离、干燥和包装等环节。智能设备的引入,将这些环节中的手动操作转化为自动化流程,减少了操作人员的干预,缩短了生产周期。

例如,在中药提取过程中,传统手工操作需要精确控制温度、时间和溶剂比例,且由于人为因素的干扰,可能会导致提取效果不佳。而智能提取设备通过自动化控制系统,可以对提取过程中的温度、压力等参数进行精准调节,从而确保最佳的提取效果。此外,设备能够实现连续化操作,避免了传统工艺中的停机时间,大大提高了生产效率。

在中药生产中,质量控制一直是一个极具挑战性的领域。由于中药材来源广泛,成分复杂,不同批次的药材可能存在较大差异,而传统的人工操作无法完全消除这些差异。智能制药设备通过在线监测和自动控制技术,能够对生产过程中的关键参数进行实时监控和调节,确保每批产品的质量和成分一致性。

例如,智能设备可以通过传感器对每批中药原料的有效成分含量、湿度、粒度等进行实时检测,并在生产过程中自动调整参数,确保每批次的药物成分在规定范围内波动,从而提高了中药制剂的质量稳定性。这不仅有助于提高药品的疗效,还能够增强消费者对中药产品的信任度。

同时,智能设备能够快速响应生产过程中的异常情况。例如,当设备检测到药品成分或环境条件出现异常时,系统可以立即做出调整,避免了产品不合格或浪费的问题。这种实时监控和调整能力大大提高了生产过程的稳定性,减少了因质量问题而导致的返工和浪费。

引入智能制药设备能够显著降低生产成本,尤其是在控制劳动力成本和原材料浪费方面。首先,自动化设备的使用减少了对人工的依赖,不仅降低了人工操作错误的风险,还减少了制药企业在培训和人力资源管理上的投入。自动化设备可以实现连续化生产,减少了生产中断的情况,进一步降低了时间和成本损耗。

其次,智能设备的精确控制能力也降低了原材料的浪费。在传统中药制药过程中,由于无法精确控制各个生产环节,原材料的浪费率较高。而智能设备通过自动化监控和调节,可以精确控制每一滴溶剂、每一粒药材的使用,从而最大限度地减少了资源的浪费。例如,智能涂布设备可以通过精准控制涂布厚度和均匀度,减少涂布材料的浪费,提高药物的利用率。

在制药行业,产品质量和生产过程的合规性至关重要。全球各国对药品生产的监管日趋严格,要求制药企业必须遵守生产规范等法规。智能制药设备的引入不仅能够提高产品质量,还能通过数据采集和追溯系统,帮助企业更好地满足监管要求。

智能设备能够自动记录生产过程中的每一个操作环节,包括温度、压力、湿度、药品批次信息等关键信息,这些数据可以直接用于合规性报告。这样,制药企业能够更加轻松地应对审计和检查,提高合规性。此外,智能设备还能对生产过程中的所有数据进行存档,便于日后进行溯源和数据分析,进一步确保生产的透明性和合规性。

智能制药设备不仅推动了中药生产的现代化,还为中药产业的国际化提供了技术基础。随着全球市场对中药的需求增长,特别是在"一带一路"倡议下,中药走向国际市场成为大势所趋。然而,国际市场对药品质量有着极高的要求,这就对中药产品的质量标准化和生产过程的精确控制提出了新的挑战。

智能制药设备能够通过其精准的生产控制和实时监测功能,确保中药产品在各个生产环节中的一致性和安全性。这不仅能够提升中药的国际竞争力,还能够促使中药在国际市场上获得更广泛的认可与信任。例如,智能制药设备可以确保每一批次中药产品符合国际标准,从而使其更容易进入欧美等发达国家的药品市场。

此外,随着智能制药设备的发展,中药制药工艺也在不断与国际接轨。通过引进国际先进的智能化设备和技术,中药企业可以实现从传统手工作坊式生产向现代化、规模化、标准化生产的转变。这不仅有助于提高中药的生产效率和产品质量,还能够进一步推动中药的国际化进程。

智能制药设备的定义与其在中药产业中的意义不容忽视。它通过自动化、智能化的技术手段,为中药制药行业带来了前所未有的变革。通过提高生产效率、提升产品质量、降低成本和增强合规性,智能制药设备为中药产业的现代化与国际化发展提供了重要的技术支持。随着技术的不断进步和推广,智能制药设备在未来必将进一步推动中药产业的蓬勃发展,实现中药生产的数字化、标准化和智能化升级。

（二）发展趋势

智能制药设备作为制药行业技术创新的重要组成部分，近年来在全球范围内得到了广泛应用和发展。在传统制药行业的基础上，智能化技术的融入显著提高了生产的自动化和智能化水平，特别是在中药制药领域，智能制药设备逐渐成为推动行业升级和提高竞争力的关键力量。随着信息技术、物联网、人工智能等前沿技术的快速发展，智能制药设备的发展趋势逐渐明朗。本部分将从当前的发展情况出发，探讨未来智能制药设备的趋势与前景。

1. 发展现状

（1）全球智能制药设备的应用现状。全球制药行业正在迅速向自动化和智能化方向发展，许多制药企业纷纷引入智能设备以提高生产效率并确保药品质量。在欧美等发达国家，智能制药设备的应用已经相对成熟，许多制药企业已经实现了生产过程的高度自动化。尤其在新冠疫情的推动下，药品需求的激增和对高效、稳定供应链的需求，进一步促进了智能制药设备的普及。

例如，全球知名的制药公司辉瑞、葛兰素史克和诺华等，已经在其生产车间中广泛应用了智能化的生产设备。这些设备能够实现药品生产过程中的自动化操作、实时监控和数据采集，确保每个生产环节的精确性和安全性。此外，这些设备还可以根据生产需求进行灵活调整，具备高度的适应性，从而满足不同药物的生产要求。

（2）中国智能制药设备的现状。在中国，随着制药行业的快速发展和智能制造战略的实施，智能制药设备的应用也日益广泛。特别是在中药领域，随着中药现代化进程的加快，越来越多的制药企业开始引进和应用智能制药设备，致力于提高中药制剂的生产效率和产品质量。

然而，与欧美发达国家相比，中国智能制药设备的整体发展水平仍然相对较为落后，特别是在高端设备的自主研发和核心技术掌握方面，中国企业还面临一定的挑战。虽然一些领先的制药设备制造商已经取得了一定的突破，但智能制药设备的国产化率依然较低，许多关键设备仍然依赖进口。

例如，在中药生产中的提取、分离、浓缩等工艺环节，虽然已经有部分企业实现了自动化生产，但在设备的智能化程度、数据集成能力和精准控制方面，仍与国际领先水平存在差距。此外，许多中小型制药企业由于资金和技术的限制，难以大规模引进智能设备，制约了其在生产效率和质量控制方面的提升。

（3）中药领域的智能设备应用现状。在中药生产领域，智能化设备的应用尚处于探索与发展阶段。虽然中药生产过程复杂且工艺多样，但近年来，随着智能化技术的不断发展，一些智能化设备逐渐应用于中药制药的各个环节。

例如，智能提取设备能够通过对温度、压力、溶剂浓度等参数的精确控制，优化中药成分的提取过程，提高有效成分的含量和纯度；智能干燥设备能够自动调节干燥温度和时间，确保中药材在干燥过程中的成分稳定性；在线检测设备则能够实时监测中药制剂中的有效成分含量、颗粒均匀度等指标，确保每一批次产品的质量一致性。

尽管如此，中药领域的智能化设备应用仍面临诸多挑战。一方面，中药生产的原材料复杂且多样化，不同批次药材的质量和成分差异较大，这使得智能设备在适应性和稳定性方面面临更高的要求。另一方面，中药生产工艺的传统性和多样性也对智能化改造提出了更高的技术挑战。

2. 发展趋势

（1）全面数字化与智能化。未来，智能制药设备的发展将更加注重生产过程的全面数字化与智能化。通过物联网、云计算和大数据技术的应用，制药企业能够实现对生产过程的全方位实时监控与数据分析。这不仅能够提高生产效率，还能够通过大数据分析优化生产工艺，从而进一步提升产品质量。

在中药生产中，数字化与智能化的发展将促使整个生产过程实现数据驱动。通过对药材生产、提取、加工、包装等各个环节的数据进行实时采集与分析，企业可以更好地控制生产过程中的变量，减少生产中的波动性，并确保每批次产品的一致性和稳定性。

（2）自主创新与国产化。随着我国对智能制造的重视和政策支持的不断加强，中国智能制药设备的国产化进程有望加速。未来，更多的制药设备制造商将投入智能制药设备的自主研发中，特别是在高端设备的研发与创新方面。通过自主创新，国产智能制药设备将在性能、质量和可靠性上不断缩小与国际先进水平的差距，最终实现超越。

此外，随着中国制药行业的快速发展和市场需求的增长，国内智能制药设备制造商将获得更多的发展机遇。未来，国产智能设备在中药领域的应用将更加广泛，尤其是在自动化提取设备、智能检测系统和连续化生产设备等方面，国产设备将逐步替代进口设备，推动中药制药行业的现代化进程。

（3）个性化与定制化。随着医药行业的不断发展，个性化医疗和定制化生产的需求逐渐增多，未来的智能制药设备将更加注重灵活性和适应性，能够根据不同药品和不同市场的需求进行快速调整。尤其是在中药领域，由于中药材的多样性和生产工艺的复杂性，智能设备的定制化需求将更加明显。

未来,智能制药设备将通过模块化设计和智能化软件系统,实现生产线的灵活配置和快速切换,满足小批量、多品种的中药制剂生产需求。此外,定制化智能设备还将根据不同中药产品的特性,进行专门设计和优化,确保每种药品在生产过程中的有效成分提取和质量控制达到最佳水平。

(4)环保与可持续发展。随着全球对可持续发展的关注日益增加,未来的智能制药设备将更加注重环保和能源利用效率。在中药生产中,智能设备通过精确控制生产参数,减少能源和原材料的浪费,提高资源利用率。同时,智能设备将通过减少废气、废水和固体废弃物的排放,减少对环境的影响,推动制药产业的绿色化转型。

未来,智能制药设备的发展将更加符合可持续发展的要求,推动制药行业走向绿色生产的道路。

智能制药设备在全球范围内的迅猛发展为制药行业带来了深刻的变革,特别是在中药生产领域,智能设备的引入推动了中药现代化和国际化的进程。尽管中国在智能制药设备的研发和应用方面仍面临诸多挑战,但随着技术的不断进步和市场需求的增长,智能设备的发展前景广阔。未来,随着数字化、智能化、环保化和个性化的发展趋势日益明显,智能制药设备将在中药生产中发挥更加重要的作用,助力中药产业的现代化与可持续发展。

二、智能制药设备

(一)核心组成与关键技术

智能制药设备的核心组成和关键技术是决定其功能性、智能化水平以及生产效率的关键因素。在制药过程中,尤其是中药制药的工艺中,设备需要涵盖从原料处理、制剂生产到包装的全流程管理。智能制药设备不仅要具备自动化操作功能,还要通过信息化和智能化技术,实现生产过程的全面监控、数据采集、实时调整和自我优化。这些设备集成了多种技术模块,每个模块各司其职,相互协作,从而构建出一个高度智能化的制药系统。本篇将详细探讨智能制药设备的核心组成部分及其关键技术,揭示其如何推动制药行业的变革与发展。

(二)核心组成部分

(1)传感器与数据采集系统。传感器是智能制药设备的"感官",它们负责实时监控生产过程中的各种物理、化学参数,如温度、压力、湿度、液位、药物成分浓度等。通过多种类型的传感器,设备能够精确捕捉生产过程中的每一个变化,并将这些数据传输给数据采集系统。

数据采集系统通过高速、精准的数据处理器,将来自传感器的数据进行处理、分析,并与设备的控制系统进行互动。该系统能够通过预设的算法分析生产中的关键变量,从而实现对生产工艺的实时监控与调整。例如,在中药提取过程中,数据采集系统可以根据实时传感的温度、压力等参数进行相应调整,确保药物成分的提取过程最优化。

(2)控制系统与执行机构。控制系统是智能制药设备的"中枢神经",它接收来自传感器和数据采集系统的输入,并根据预设的控制策略,向各执行机构发送指令。通常,智能制药设备的控制系统基于可编程逻辑控制器、分布式控制系统或更高级的人工智能算法。

执行机构是负责具体执行操作的设备部分,包括过程设备、传输设备、存储设备等机械组件。控制系统向这些执行机构发出信号,驱动它们进行相应的动作,从而实现温度调节、物料输送、压力调节等操作。在智能化程度较高的设备中,控制系统不仅能够执行简单的指令,还能够通过学习和自我优化,在生产过程中进行智能化调整,以应对环境或原材料的变化。

(3)人机交互界面。智能制药设备中的人机交互界面(human machine interaction,HMI)使操作人员能够监控和控制整个生产过程。通过 HMI,操作人员可以查看生产过程中实时的各项参数,监控设备的运行状态,并在必要时对工艺流程进行调整。HMI 通常采用触摸屏界面,集成了可视化图表和数据分析工具,便于操作人员快速做出决策。

现代智能制药设备的人机交互界面还具备远程操控功能,允许操作人员通过移动设备或电脑进行远程监控和操作。这种远程功能不仅提高了设备管理的灵活性,还能在设备故障或异常时,快速响应并采取有效的修正措施,从而减少停机时间和生产损失。

(4)数据存储与管理系统。智能制药设备的另一个核心组成部分是数据存储与管理系统。该系统通过存储传感器采集到的各类生产数据,形成生产记录、历史数据和趋势分析。这对于药品生产的合规性和质量追溯具有重要意义,特别是在制药行业,法规要求必须保存详细的生产记录以便随时进行审核。

数据存储与管理系统可以与企业的生产执行系统和企业资源计划系统相结合,实现生产全过程的数字化管理。通过大数据分析技术,该系统不仅能够为生产工艺的优化提供数据支撑,还能帮助企业做出更加科学的决策,提升整体运营效率。

(三)关键技术

(1)自动化控制技术。自动化控制技术是智能制药设备的基础技术之一,主要用于实现制药过程中的自动化操作。该技术通过可编程逻辑控制器、分布式控制系统等控制系统与各类执行机构的协调运作,能够实现生产环节的全自动化控制,从而减少人工干预,提高生产效率和精度。

自动化控制技术的应用范围非常广泛,从物料的输送、混合、提取,到干燥、浓缩、分离等工艺环节,均能够实现自动化。以中药制药中的提取工艺为例,自动化控制技术可以通过控制提取罐的温度、压力和时间,确保中药有效成分的最佳提取率,并将该过程中的各项参数存储到数据管理系统中,供后续分析和优化。

(2)在线监测与反馈技术。在线监测与反馈技术是智能制药设备智能化的关键所在。该技术依托传感器和数据采集系统,能够实时监测制药过程中涉及的各项参数,并将这些数据传输给设备的控制系统进行反馈和调整。

例如,在中药制粒过程中,在线监测技术可以对粒度、湿度、温度等参数进行实时监测,确保每批次产品的质量一致性。如果监测到某一参数超出预设范围,反馈系统会立即将信息传输给控制系统,后者将自动调整相关工艺参数,从而确保生产过程的稳定性和产品质量。

在线监测与反馈技术的应用不仅提高了生产过程的智能化程度,还能够减少人为错误的发生,提高药品的合规性和安全性。此外,该技术还可以用于产品的质量追溯,确保在任何生产环节中都能及时发现问题并采取措施。

(3)人工智能与机器学习技术。随着人工智能技术的发展,智能制药设备中的控制系统正逐步从传统的预设控制向自适应控制、预测性维护和工艺优化方向转变。人工智能和机器学习技术能够通过对历史生产数据的分析,优化生产参数、预测设备故障并提供工艺改进建议。

机器学习技术可以在设备运行过程中对大量的生产数据进行建模和分析,找到最佳的生产条件,从而提升生产效率和产品质量。例如,通过分析中药生产过程中不同批次的原料特性、工艺参数和最终产品质量,机器学习算法能够提供最优的提取温度、时间和溶剂浓度等建议,帮助制药企业实现更加精准的生产控制。

此外,AI技术还能够用于预测性维护,通过对设备运行数据的分析,提前预测设备故障并发出预警,从而减少设备的非计划停机时间,降低维修成本。

(4)大数据与云计算技术。大数据和云计算技术为智能制药设备提供了更为广阔的数据处理和存储能力。通过云计算平台,制药企业可以将设备生成的海量数据进行存储、分析和共享,从而实现跨设备、跨工厂的协同管理。

大数据技术可以用于生产数据的分析与工艺优化。例如,通过对不同批次产品的生产数据进行深入分析,制药企业可以识别出影响产品质量的关键变量,并据此调整生产工艺。此外,大数据技术还可以帮助企业识别生产过程中潜在的问题,并通过数据驱动决策,提高生产效率和产品质量。

云计算技术使得设备的远程管理和监控变得更加便捷。操作人员可以通过云平台实时访问设备的运行状态和生产数据,进行远程调试和维护。这不仅提高了设备管理的灵活性,还能够降低设备的维护成本,提升生产的连续性。

（5）物联网技术。物联网技术是智能制药设备实现互联互通的基础。通过在设备中嵌入各种传感器、控制器和通信模块,物联网技术能够将不同设备连接成一个统一的网络,设备之间可以互相共享信息并协同工作。

在中药生产过程中,物联网技术可以实现从原料处理、生产、包装到运输的全程数字化管理。每个环节的设备都能够通过物联网与中央控制系统进行数据交互,确保生产过程的连续性和一致性。例如,提取设备可以根据原料处理设备传递的原料信息,自动调整提取工艺参数,确保产品质量的稳定。

通过物联网技术,企业还能够实现设备的远程管理和维护。当某个设备出现故障时,系统可以自动发出警报并远程诊断问题,从而大大缩短设备维修时间,减少停机损失。

（四）应用场景

随着制药工业技术的不断进步,尤其是智能制药设备的逐渐普及,制药工艺在效率、质量和安全性等方面得到了显著提升。中药制药行业作为中国制药产业的重要组成部分,也受到了智能化技术的深刻影响。智能制药设备不仅提升了中药生产过程的效率,还确保了药品的质量一致性和安全性,并推动了中药产业的现代化进程。智能化技术的应用使得中药生产在全球市场中具有更强的竞争力,同时还满足了中药国际化过程中对质量和规范性日益提高的要求。

本部分将从中药制药过程中的典型应用场景入手,深入探讨智能制药设备的实际应用,展示其如何通过技术手段提升生产效率、优化工艺流程,并确保产品质量和合规性。

1. 提取过程中的智能化应用

（1）中药提取工艺的复杂性。中药的提取工艺复杂,涉及多种原料和工艺参数的精准控制。传统的中药提取通常依赖于经验和手工操作,工艺不稳定且难以确保批次间的质量一致性。随着智能制药设备的引入,提取工艺变得更加可控、稳定,并且可以通过智能化技术实现优化。

（2）智能提取设备的关键功能。智能化的中药提取设备通过传感器、自动化控制系统和在线监测技术，对温度、压力、溶剂浓度、提取时间等参数进行实时监控和精确调节。例如，在提取过程中，传感器可以实时检测溶剂的浓度，并根据预设的标准自动调整溶剂量，从而确保提取过程的稳定性和提取物的高效性。在线监测设备可以即时分析提取液中的有效成分浓度，并根据分析结果自动调整提取条件，确保提取物的质量一致性。

（3）数据驱动的提取工艺优化。通过对提取过程中采集的数据进行存储和分析，制药企业能够发现不同工艺参数对提取效果的影响，从而优化提取工艺。例如，机器学习算法可以通过对大量历史数据的分析，确定最优的提取温度和时间组合，从而提高提取效率和产品质量。

此外，智能提取设备还可以根据不同原料的特性自动调整提取参数，确保每批次原料的有效成分能够被充分提取。这种数据驱动的工艺优化不仅提高了生产效率，还大大减少了原材料的浪费。

2. 制粒过程中智能化应用

（1）制粒工艺的挑战。制粒是中药生产中的关键步骤之一，涉及粉末的混合、黏合剂的加入、颗粒的形成和干燥等多个环节。传统制粒工艺常依赖手工操作，难以确保颗粒的均匀性和质量一致性。制粒过程中的温湿度、颗粒大小等参数直接影响药品的质量，任何微小的波动都会导致产品的不合格。

（2）智能制粒设备的应用。智能制粒设备通过集成自动化控制技术和在线监测技术，能够对制粒过程中的关键参数进行实时监控和调节。例如，温度和湿度传感器可以监测环境条件，自动调整干燥设备的工作状态，确保颗粒的均匀性和稳定性。同时，在线粒度分析仪可以实时检测颗粒的大小分布，并根据检测结果自动调节制粒设备的工作参数，确保颗粒尺寸的标准化。

（3）制粒过程的智能反馈控制。智能制粒设备还具备自适应反馈控制系统，能够根据实时监测的数据自动调整工艺参数。例如，如果在线监测设备发现颗粒的湿度超出标准范围，系统将自动调整干燥时间或温度，确保最终产品的质量。通过这种实时的反馈控制，制药企业能够显著减少产品的不合格率，提高生产效率和经济效益。

3. 压片与包装中的智能化应用

（1）压片工艺的质量控制。压片是中药制剂生产中的重要步骤之一，涉及药粉的压制成片。传统的压片工艺难以确保每片药物的均匀性，尤其是在多种药物成分混合的情况下，成片质量易受压片力和粉末粒度等因素的影响。智能压片设备通过压力传感器和成分分析技术,实现对压片过程的全程监控和自动化调节,从而确保每片药物的均匀性和一致性。

(2)智能包装设备的应用。药品包装是生产流程中的最后一个环节,也是确保药品安全性和质量的关键步骤。智能包装设备通过自动化技术和机器视觉系统,能够对包装过程中的每个细节进行精准控制和检测。例如,智能包装设备可以自动检测包装材料的缺陷、药片的数量是否正确,并对包装速度进行实时调整,以提高生产效率。

同时,智能包装设备还集成了产品追溯系统,能够将每个包装单元的生产数据记录到数据库中,确保每一批次药品的生产过程都可追溯。这不仅提高了药品的合规性,还方便了药品的质量管理和问题追溯。

4. 中药连续化生产中的智能化应用

(1)连续化生产的优势。中药传统生产模式通常以批量生产为主,生产周期长、能耗高,且容易导致批次间产品质量不稳定。连续化生产是一种将各个生产步骤无缝衔接的生产模式,能够显著提高生产效率,减少能耗和浪费,并确保产品的质量一致性。

智能制药设备在连续化生产中的应用,打破了传统批量生产的局限性,实现了生产流程的高度自动化和智能化。通过连续化生产线的建设,制药企业能够有效缩短生产周期,提高生产效率和产能。

(2)智能控制系统在连续化生产中的应用。智能控制系统是中药连续化生产的核心,通过实时监控和反馈控制,确保生产过程中的各个环节都能够稳定运行。例如,在中药提取和制粒的连续化生产中,控制系统可以通过传感器和数据采集设备,实时监测每个环节的关键参数,并根据需要进行自动调整,确保整个生产线的协调性和稳定性。

此外,智能控制系统还可以根据生产需求灵活调整生产线的运行状态,实现多品种药物的快速切换。这种灵活的生产方式能够满足市场对多样化中药制剂的需求,提高企业的市场竞争力。

(3)数据驱动的连续化生产优化。在连续化生产中,智能制药设备通过收集和分析大量生产数据,为工艺优化提供了有力支持。通过对每个生产环节的数据进行分析,企业可以识别出影响生产效率和产品质量的关键因素,并据此优化生产流程。例如,通过分析提取液的浓度、颗粒的大小和压片的均匀性,企业可以找出最佳的生产参数组合,从而提高产品的一致性和质量稳定性。

智能制药设备还可以将不同批次的生产数据进行横向对比,帮助企业识别出生产过程中潜在的问题,并及时进行调整。这种数据驱动的生产优化不仅提高了生产效率,还减少了原材料的浪费,降低了生产成本。

5. 智能制药设备在中药合规生产中的应用

(1) 合规生产的必要性。中药产业在走向国际市场的过程中,合规性是企业面临的主要挑战之一。各国药品监管机构对药品的生产标准和质量控制有着严格的要求,制药企业必须能够提供详细的生产记录和质量控制数据,以确保产品符合法规要求。

(2) 智能制药设备助力合规生产。智能制药设备通过全程数据记录和追溯功能,帮助企业满足国际和国内法规的要求。设备在每个生产环节中收集的数据,包括温度、压力、时间、成分含量等,均会被存储到中央数据库中,形成完整的生产记录。企业可以根据需要生成详细的生产报告,并在进行质量审核或市场追溯时提供必要的数据支持。

此外,智能制药设备还能够通过自动化控制和在线监测技术,确保每个生产环节的合规性。例如,在制药过程中,系统会实时监测并确保生产环境符合规范要求,并在发现异常时自动调整或发出警报,从而降低产品不合格率,确保药品的质量和安全性。

(五) 挑战与机遇

尽管智能制药设备在中药制药行业中的应用已经取得了显著进展,但其发展过程中依然面临诸多挑战。从技术、市场、监管到人才等多个方面,制药企业在推行智能化过程中需要克服一系列困难。然而,随着新兴技术的不断突破和市场需求的持续增长,智能制药设备的发展前景依然广阔,且未来的趋势将集中在更高效、更智能和更可持续的方向上。

1. 智能制药设备面临的挑战

(1) 技术复杂性与整合难度。智能制药设备涉及多种技术的集成,如自动化控制、物联网、人工智能、大数据分析等。这些技术的有效整合和协同运作对设备供应商和制药企业提出了很高的要求。一方面,设备制造商需要提供高度集成的设备系统,确保不同技术模块之间的兼容性和稳定性。另一方面,制药企业也需要在不同生产工艺之间建立统一的智能化控制平台,以实现数据的无缝流通和全程监控。

由于中药生产工艺的复杂性,设备的智能化程度越高,系统之间的协调要求就越严格。例如,中药提取过程中涉及的温度、湿度、压力、溶剂浓度等多个变量,稍有差错就会影响药品的有效成分提取效率和产品质量。如何有效整合多种技术,并确保设备的长期稳定运行,是制药企业在智能化转型过程中面临的首要技术挑战。

(2) 数据安全与隐私保护。随着智能制药设备的普及,制药企业在生产过程中产生了海量的数据,这些数据包括生产工艺参数、设备运行状态、产品质量信息等。这些数据不仅是企业优化工艺、提升效率的重要资源,同时也是极具商业价值的敏感信息。

然而,如何在智能化环境下确保数据的安全性成为了企业的一大难题。智能制药设备通常通过物联网技术与企业的中央控制系统进行连接,设备的互联性使得其数据更加易受网络攻击或数据泄露的威胁。企业不仅需要通过加密技术、数据隔离等手段保护数据,还需确保在数据传输、存储和分析过程中的安全性,以避免因数据泄露带来的商业风险和法律责任。

（3）设备成本与维护难度。智能制药设备集成了大量先进技术,因此其采购成本和维护成本相对较高。特别是对于中小型制药企业而言,设备的高昂投资和维护费用可能成为制约其实施智能化转型的障碍。虽然智能化技术能够显著提升生产效率并降低长期运营成本,但初期的设备投资和专业技术人才的缺乏,仍然是企业在推行智能制药设备时需要面临的现实问题。

此外,智能制药设备的维护需要高度专业化的技术支持,不仅涉及硬件维护,还涉及软件更新、数据管理等多个方面。如果企业缺乏相应的技术团队或依赖外部供应商进行设备维护,可能会导致生产中断或设备故障处理不及时,进而影响生产进度和产品质量。

（4）人才培养与技术转型。智能制药设备的操作和维护需要具备高度专业化的技术人才,包括自动化控制、数据分析、设备管理等多个领域的人才。然而,当前制药行业中的专业技术人才供给相对不足,许多传统制药企业的员工尚未具备操作和维护智能化设备的能力。这就要求企业在推行智能化设备的同时,加大对员工的培训和技术转型力度,确保设备的正常运作和生产效率的最大化。

2. 智能制药设备的发展趋势

尽管面临诸多挑战,智能制药设备的发展前景依然乐观。随着技术的不断进步和市场需求的持续增长,智能制药设备的未来趋势将围绕着更高效、更智能和更可持续的方向展开。

（1）人工智能与深度学习的应用。随着人工智能和深度学习技术的发展,未来的智能制药设备将更加智能化和自主化。通过 AI 技术,设备可以在生产过程中自我学习、优化参数、预测设备故障,甚至在复杂的生产环境中实现自适应控制。AI 技术还可以帮助制药企业更好地处理和分析大规模的生产数据,发现隐藏的生产问题并提供解决方案。例如,通过 AI 算法分析不同生产批次的数据,设备可以自动调节生产工艺,确保药品质量的稳定性和一致性。

未来,智能制药设备可能不仅仅是一个被动执行生产任务的工具,而是一个能够自主决策和优化生产流程的"智能助手"。这种趋势将进一步降低对人工操作的依赖,提升生产效率和产品质量。

(2)物联网与云计算的深度融合。物联网技术与云计算的结合将进一步推动智能制药设备的普及与发展。通过物联网技术,制药设备之间可以实现无缝连接和数据共享,形成一个高度协同的生产网络。云计算平台则为设备提供了强大的数据存储、处理和分析能力,企业可以通过云平台远程监控和管理设备,实时掌握生产动态,并进行远程故障诊断和维护。

未来的智能制药设备将更加依赖云端技术,设备的运行数据可以被实时上传到云端进行分析和处理,企业可以通过云平台实现跨区域的生产管理和调度,从而大幅提升生产灵活性和响应速度。

(3)个性化定制与模块化设计。随着市场对个性化药物需求的增加,未来的智能制药设备将朝着个性化定制和模块化设计的方向发展。设备制造商将能够根据不同制药企业的需求,提供灵活的、模块化的智能化解决方案,帮助企业快速适应不同药品的生产要求。

模块化设计的优势在于设备可以根据生产需求进行自由组合和扩展,使得生产线更具灵活性,企业可以更快地响应市场变化和客户需求。同时,模块化的设计还能够降低设备的维护成本和升级难度,帮助企业在不更换整个生产线的情况下,快速实现技术升级和工艺优化。

(4)可持续发展与绿色生产。随着全球对环境保护和可持续发展的重视,未来的智能制药设备将在绿色生产和节能减排方面发挥更大的作用。智能化技术能够帮助企业实现更加精确的生产控制,减少能源和原材料的浪费,降低环境污染。例如,智能制药设备可以通过精准控制提取溶剂的用量,减少废水排放和化学试剂的浪费,从而提升生产的环境友好性。

此外,智能制药设备还可以通过优化设备运行效率,减少能源消耗,推动制药行业的绿色转型。未来,绿色生产将成为智能制药设备的重要发展方向,制药企业在追求高效生产的同时,也将更加关注环境保护和可持续发展目标。

智能制药设备的发展虽然面临技术、成本、人才等多方面的挑战,但其在推动制药行业现代化、提升生产效率和保障药品质量方面的作用不容忽视。随着 AI、物联网、云计算等新兴技术的不断融合,智能制药设备的发展趋势将逐渐向更加智能化、灵活化和可持续化方向迈进。制药企业在积极应对挑战的同时,也需要抓住技术发展的机遇,通过引入先进设备和技术,实现智能化转型,提升行业竞争力。

三、智能制药中的在线监测设备

(一) 背景介绍

过程分析技术(process analytical technology, PAT)最早起源于 1993 年美国分析化学家协会(Association of Official Analytical Chemists, AOAC)发起的一个论坛,后于 2001 年 7 月由制药科学顾问委员会(the Advisory Committee for Pharmaceutical Science, ACPS)进行讨论,并在 2001 年由美国食品药品监督管理局(Food and Drug Administration, FDA)药品评价与研究中心主任 Janet Woodcock 博士总结提出了 PAT 的倡议。2004 年,FDA 正式发表了关于 PAT 的工业指南:《PAT -创新药物的研发,生产和质量保证的框架》(*PAT - A Framework for Innovative Pharmaceutical Development, Manufacturing, and Quality Assurance*),至此开启了 PAT 在制药领域的应用。

国际人用药品注册技术协调会(the International Council for Harmonisation of Technical Requirements of Pharmaceutical for Human Use, ICH)2017 年第 1 次会议正式通过了中国国家食品药品监督管理总局的申请,中国成为了 ICH 的正式成员,成为全球第 8 个监管机构成员。为了更好地促进中国药企加入全球创新性研发和生产活动中去,提高中国药企的原研能力和生产能力,在参考现有国外的法规和指南(包括:美国国际人用药品注册技术协调会颁布的 Q2、Q8 和 Q9 指南文件、美国 FDA 颁布的过程分析技术的相关指南和文件和欧盟的 GMP 标准等)基础上制定出一套创新办法,旨在鼓励制药企业在药物的开发、生产和质量保证过程中开发和实施该项技术。

常规的制药生产通常是用批抽样方式的实验室检验来对其关键质量属性进行评价的。虽然该常规方法已能很好地为公众提供合格的药品,但随着新技术的进步,更多的新方法和新技术在药品开发、生产和质量保证过程中被应用,这不仅可以提高效率、保障药品质量,还可以使监管更加有据可依。

过程分析技术是以实时监测(即在工艺过程中)原材料、中间体和工艺过程的关键质量属性和性能特征为手段,建立起来的一种设计、分析和控制工艺过程的系统,其目标是确保最终产品质量。PAT 中的"分析"是一种包括了化学、物理学、生物学、数学和风险分析等在内的多学科综合分析方式。使用 PAT 的目标是加强对生产过程的理解和控制,从而更好地贯彻和落实"药品质量不是靠检测出来的,而是被设计出来的"这一先进理念。因此,PAT 指南中提到的工具和原理可用于对过程理解的信息获取,也可用于满足认证和控制生产过程的管理需求。

使用 PAT 可能带来的优势包括但不限于：缩短研发和生产周期；防止不合格品、返工品的产生；过程或最终产品实时放行；结合自我执行系统，保障操作者的安全，减少人为误差的产生；降低能耗，降低原材料的消耗，增加产量；实现连续生产。

（二）原则与工具

1. PAT 的原则与理念

药品生产过程通常包括多个单元操作环节，各单元环节都会改变原料的某些属性。要确保这些属性的变化是合格的并具有生产可重复性，就要重视各单元操作环节所投物料的属性变化及工艺过程中的工艺参数的变化。过去，基于对化学属性（如物质成分和纯度）的分析方法的开发取得了重大进步，然而对药物成分的某些物理和可加工特性并不十分清楚。因此，原材料中的那些内在的未被检测的某些变量可能影响最终产品的质量。要建立对原料和中间体物理性质的有效过程管理，就必须对那些影响产品质量的关键属性有一个根本的了解，例如物料的粒径大小和形状。

处方设计的策略是为了找到处方的工艺耐受度，合理的工艺耐受度可以保证在原材料的物理性质有微小差异时不会对工艺结果产生不利影响。处方工艺的设计策略并不具普适性，通常是基于专业配方设计者的经验而设计的，而这些处方的质量也仅仅是通过对中间体和最终产品的样品检查来评价的。当前，这些样品的检测都是在采样后进行离线分析的。由于这类检测在样品制备（如化学分离，把待测成分与其他成分分开）后只能检验其中一项属性，多个质量属性需要多种不同检测方法，故在样品制备时，处方中其他有价值的信息常常会丢失。应用一些新技术则无需样品制备或仅需简单的样品，便可同时获取物料的多元特征属性，并且这些技术通常是无损检测。

当今，多数制药过程是基于时间判定终点（如混合时间），在有些情况下，用终点时间判定并未考虑原料物理性质间差异的影响，即使原料符合药典标准（它通常只标明其化学特性和纯度），其生产难度也因此而增大，甚至可能导致产品质量的不合格。

恰当地运用 PAT 工具和原则，能够提供物理、化学和生物学特性的相关信息，利用这些信息对工艺过程进行理解，并控制和优化过程，能弥补上述终点判断生产模式的缺陷，提高生产效率。

基于科学的质量风险评估理念认为，为达到理想的质量控制状态，须以预先设定的目标产品质量特性为研发的起点，在了解关键物料属性的基础上，通过实验设计，研究产品的更关键质量属性，确立关键工艺参数，即最终药品的关键质量属性是在药品研发和生产的过程中设计出来的。这就要求在药品的设计与研发阶段,需要利用过程中采集到的大数据对生产工艺过程进行充分的理解、优化和验证,建立能够满足产品性能且工艺稳健的设计空间,并根据设计空间建立质量风险管理,从而得到比较全面的药品质量控制逻辑,确立质量控制策略和药品质量体系。这种概念与传统的观念有所不同,传统的两种比较常见的观点认为:

质量源于检验(quality by test,QbT):通过事后的抽检或在过程中的取样,对某几项质量属性进行离线的分析检测,一旦检测结果合格,则该批次的产品在该工艺流程中即被判定为合格。

质量源于生产(quality by produce,QbP):强调产品质量不是检验出来的,而是生产制造出来的,因而对产品生产的全过程进行质量控制。质量控制得以从事后把关提前到产品的生产制造过程,对产品质量提供了进一步的保证。

在制药行业,当人们已经普遍接受"药品质量是生产出来的,不是检测出来的"质量理念之后,世界先进的制药业开始了对质量源于设计(quality by design,QbD)深入的探讨。步入 21 世纪后,美国 FDA 开始在药品管理中引入了 QbD 理念,QbD 也逐渐在药品监控系统中发挥着越来越重要的作用。

在提出 QbD 理念之后一段时间,由于在线检测技术的手段限制,导致没有办法全面实现 QbD,药品质量的风险没有办法被完全管控。随着过程分析技术和在线检测仪器技术的发展,使得 QbD 的理念得以被更好的实践。这一质量源于设计的理念可概括成公式(2-1):

$$CQA = f(CPP_1, CPP_2, CPP_3, \cdots, CMA_1, CMA_2, CMA_3, \cdots) \qquad (2-1)$$

物料属性和工艺参数的多维组合和交互作用构成了设计空间,这些输入变量已被大量的研究数据证明可以提供质量保证。

通常在药物开发的初期通过风险评估的过程识别哪些物料属性和工艺参数会对产品的质量属性产生影响。在此基础上,在处方前研究、小试和中试放大研究等阶段积累各种数据和信息,并利用在产品周期中积累的生产数据做持续地进一步分析,来持续完善和优化这样的关系。随着研究的深入和获得数据的增加,不断地对该影响过程进行评估和优化。

设计空间可以用物料属性和工艺参数的范围来描述,也可以用复杂的数学关系来描述。可以将设计空间描述为与时间相关的函数(如冻干循环的温度和压力循环),或描述为多种变量的组合(如多元模型的组成部分)。如果设计空间需要跨越多个操作维度,则也可以包含缩放因子。对大量历史数据的分析有助于建立更完善的设计空间。无论如何开发设计空间的最终目的都是使药品满足设定的质量目标。

设计空间的概念提出是为了最终实现变化的物料属性作为输入,经过可控范围内的关键工艺参数的调整,最终形成稳定的关键质量属性的输出(图2-1)。

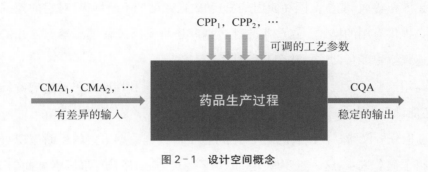

图2-1　设计空间概念

2. PAT工具

有许多工具可以用于对科学的、基于风险管理的制药开发、生产及质量保证中的过程理解。在系统中应用这些工具时,可有效和高效率地采集信息,来促进过程理解、连续改进和风险降低策略的开发。在PAT框架体系中,这些工具可分为:用于设计、数据采集及分析的多元统计工具;过程分析仪器;过程控制手段;连续改进和知识管理工具。可在一个单元操作或整个生产过程及其质量保证中联合运用这些工具(部分或全部)。

(1) 设计、数据采集和分析的多元统计工具。从物理、化学以及生物学角度来看,药品及其生产过程是一个复杂的多元系统。目前有许多开发策略可用于识别最佳配方和过程,在这些开发项目中获得的知识是产品和过程设计的基础。

对于生产中的创新和批准后的变动,该知识库将有助于支持和佐证这些灵活的管理路径的可行性。一个拥有各种多元相关关系(如处方、过程及质量属性间的关系)的科学内涵的知识库将是非常有用的,它也可作为评价该知识在不同情形中适用性的一种工具(即普适性)。通过多元数学统计手段(如实验统计设计、响应曲面法、过程模拟和模式识别软件)的应用,与知识管理系统的结合使用,可以使该优势得到发挥。利用模型预测的统计分析可评估知识的数学关系及模型的适用性和可靠性。

基于正交分析、参照单位分布分析和随机分析等统计原则的方法学实验,能为识别和研究产品与工艺变化间的影响及交互作用提供有效手段,而传统的单因素循环实验方法却难以发现产品与工艺变化间的交互作用。

在产品和过程开发中所做的试验可看作是知识的积木,这些知识在产品周期中得到成熟并升级到更复杂的水平。从组织产品试验中获取的信息支撑着特定产品及其过程的知识系统的开发。

该信息与在其他开发项目中获得的信息一起,将成为整个公共知识库的一部分,随着该公共知识库覆盖面(变量范围和使用范围)和数据密度的不断增大,对它的挖掘,将为未来开发项目提供有用的模式。这些实验性数据库还可支撑过程模拟模型的开发,该模拟模型经过连续学习能帮助缩短整个开发时间。

恰当运用这些工具能对产品和过程变量(对产品质量和性能有关键影响者)进行鉴定和评价,还能识别潜在的不合格模型、机制,并量化它们对产品质量的影响。

(2)过程分析仪器。在过去的几十年里,鉴于对过程数据采集的不断重视,过程分析技术已取得了显著进步,这一进步应主要归功于生产力、质量及环境因素方面的工业化驱动。这些工具已从那些主要过程变量参数的测量(如 pH、温度和压力等)发展到了对生物、化学和物理特性的测定。一些过程分析仪器已经可以实现真正的无损检测,这些无损检测能提供与待生产物料的生物、物理及化学特性有关的信息。这些常见的过程分析仪器主要有如图 2-2 三种实现类型:

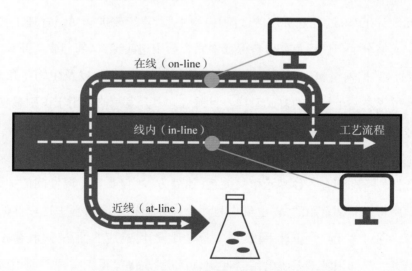

图 2-2　在线检测的成型方式

在线检测(on-line):样品取自生产过程中,经过旁路进行测量,检测完成后,样品可再返回生产线中的测定。例如,TOC 的在线检测,在中药提取过程中通过构建流通池旁路利用近红外进行含量分析。

线内检测（in-line）： 产品不离开生产线，可以是嵌入式或者非嵌入式的测定，但无论采取何种技术，均需保证该测量方法不会对原生产工艺流程、状态及产品本身产生影响。例如，纯化水生产过程中电导率测量，利用快速成像的方法透过工艺设备原有的视镜窗对颗粒外形参数进行检测并获取统计分布规律。

近线检测（at-line）： 样品经取样、分离、尽可能接近生产线进行测定，以减少数据的延迟，提高依靠数据决策的时效性，符合 GMP 要求。例如，利用台式微波共振法快速测量水分，采用手持拉曼光谱仪对物料进行快速鉴别。

过程分析仪器会采集大量的数据，其中某些数据与常规质量保证和管理决策可能相关。在 PAT 环境下，批记录应包含标示优质过程质量和产品质量的一致性的科学信息和程序信息。例如，批记录可能会包含能显示测量结果的可接受范围、可信区间和分布曲线（批间和批内）的一系列图表。便利且安全地使用这些数据对实时生产控制和质量保证是很重要的，因此使用的计算机系统应具备该功能。

过程分析仪器采集的数据不必是待测定属性的绝对值，只要能辨明原料在投料前（批内、批间、不同供应商间）和加工过程中的相对差异就足够了，这对过程控制是有用的信息。可设计灵活的过程来控制拟加工物料的可变性，当质量特性上的差异和其他过程信息能用来控制（即前馈控制和/或反馈控制）工艺时，该方法才能称得上建立和被认可。

过程分析仪器的发展使得在生产中应用实时控制和质量保证成为可行，但是要用于实时控制和质量保证，通常需要用多变量的方法学来提炼其中的关键过程知识。通常，对过程的综合统计分析和风险分析是评价预测数学模型可靠性所必须的。基于估计的风险，需要一个简单相关函数进一步支撑和佐证，例如：对工艺、物料检测和目标质量标准之间因果关系链进行机制解析。对于应用软件来说，传感器测定的结果能得到有用的过程特定信息，这些特定信息可能与其后续过程步骤或转化有关。随着对过程理解的加深，当这些模式或特定信息与产品和过程质量有关时，这些特定信息对过程监测、控制和终点确定也是有价值的。

工艺设备、分析器及其接口的设计和组装对于保证数据采集是至关重要的，因为这些采集的数据与工艺和产品特征相关，是工艺和产品特征的表征，还应着重考虑其可靠性、耐受性设计以及操作的简便性。

在实例分析中列出了一些较为成熟的过程分析仪器，对于那些计划在某特定过程中使用过程分析仪器,并以其来理解和控制工艺过程的药企来说,则需要联合工艺过程和产品质量要求开发出一个基于科学、风险分析方法的PAT过程。

综上,在选择相应的过程分析仪器时,需要关注如下要求:

1) 在生产线已有的工艺设备上安装过程分析仪器时,应保证该安装不会对过程或产品质量产生不利影响,只有在完成该风险分析后才能进行安装。

2) 过程分析技术的稳定性,应尽量避免其他环境、设备等对分析参数造成的影响。例如,应尽量消除空气、环境光、温度、颜色、形状、运动状态等对监控参数的影响。

3) 过程分析数据的实时性,应至少满足以秒级为单位的数据搜集速度,从而保证能及时根据过程分析的结果,对生产过程进行调整和控制。例如,在干燥过程中,某些产品水分数据采集1分钟的滞后便可能造成物料过度干燥,导致整批物料的报废。

4) 过程数据的分析和采集过程,应尽量避免对原生产工艺动态的影响,减少对工艺过程自身的影响。例如,在下文提到的4种实施PAT的方式中,应尽量采用线内的方式进行,以减少采样延迟,保证有足够量的数据提供给智能控制系统。

(3) 过程控制工具。要保证对所有关键质量属性的有效控制,必须从根本上加强产品设计和工艺开发。过程监测和控制策略是监测工艺过程中的状态,并使之得到有效的控制并维持在一个目标的状态,该策略应根据物料的性质、过程分析仪器测定关键质量参数的能力和可靠性、实现过程反应终点的能力等来设计,以保证中间产品和最终产品质量的一致性。

在PAT框架体系下的药物处方和生产工艺的设计和优化应该包括以下几步:①鉴定和测定。与产品质量相关的关键原料及过程特征的鉴定和测定;②过程检测系统的设计。以实现对所有关键质量属性的实时或近实时的监测(即近线、在线或线内监测);③过程控制的设计。通过调整关键的工艺参数以保证对所有关键质量属性的控制,并使其在一定的目标范围内;④数学模型的开发。建立成品质量属性、关键物料属性与关键工艺参数之间的数学关系。

在PAT框架下,过程的终点不是一个固定的时间,而是实现预期的物料性质,但这并不意味着就不用考虑过程时间,它可根据生产期中的实际,确定一个可接受的过程时间范围(过程窗),并要通过验证。在该可接受的过程时间范围内,应对存在显著差异的问题予以开发研究。

由于PAT贯穿整个生产全过程,在生产中对各流程的中间体和终产品的评估所得到的信息要比在现有的实验室试验中得到的信息多得多,从而也为质量评价中应用更严谨的统计学原理提供了机会,该原理可用于终点特性合格标准的制定中,并考虑测定和取样策略。多维分布统计程序控制能够充分体现实时监测的价值且是可行的。质量决策应基于对过程的理解、对相关过程和产品属性的预测和控制上,这样的控制程序作为一个有效的生产过程,是一条符合 GMP 相关要求的途径。

在整个产品周期中,对数据采集和分析的不断积累是十分重要的,这些数据对那些批准后的工艺变动建议的评价是有用的,支撑从这些数据库中获取知识的方法和信息技术系统对生产商有益的同时,也能促进与药监局的科学交流。在管理决定制定中,应把握时机充分利用已有的相关产品和过程知识进行改进。一个由多元相关(如处方、过程和质量特性间的关系)的科学理解和该知识在不同情形下适应性(即普适性)的评价方法所组成的知识库是非常有用的,当今信息技术的支撑使该知识库的开发和维护有了可行性。

(三)常见的 PAT 工具及实例分析

1. 药品含水量实时分析技术

药品中含有较大量的水分时,不仅使药品含量降低,影响使用剂量的准确性,还会引起水解或发生霉败变质,而使药物失效。因此需进行水份①的测定。

在监测固体颗粒的水份时,通常采用离线的卡尔费休滴定法或干燥失重法,但这两种方法测量时间较长,且均无法实现对水份值的实时监控。

为满足过程分析对于数据实时性的要求,通常有如下两种方案:一是在线近红外技术监测水份,二是二维微波法测量水份。近红外方法是一种被大众普遍知晓的在线监测技术,但在用作水份监测时并非最佳方案,因为固体颗粒在工艺过程中并非是一个稳定的静态过程,其颜色、孔隙率、表面粗糙度、堆密度、粒径大小、粒径分布、形状、空气水分等性状的不确定都会对近红外技术测量水份的结果产生影响,进而造成结果的误差。而利用二维微波法在线监测水份时,由于这是一种电磁波的原理,监测结果不会受以上性状的影响,而且该方法还可自动进行密度和温度补偿,因此在用作固体颗粒的水份监控时,二维微波测量法的优势更明显。然而,在用作固体颗粒和粉末的混合均匀度检测时,微波测量法则无法适用,而近红外的方法在做物料成分的监测时则更具优势。

由于水分子具有偶极性,驻留在固体物质表面上或内部的水分子会与电磁场产生共振。利用这种效应的一个实际例子是微波炉,高能量的微波带动水分子快速震荡产生热

---

① 特此说明,经过笔者的调研以及查阅相关资料,在中文习惯中,一般"水分"一词指的是含在物体内部的水;而"水份"是指物质中所含水的质量与总质量的比值,通常表示为百分数,常用于化验指标,为生产、处理等提供依据。因此,在实际药品的生产过程中,水含量的百分数应是更具参考意义的一项指标。

量。微波和水分子之间的相互作用也可被测量出来,应用于技术用途。使用传感器产生在固定的参数范围内的低能微波场,当产品(例如粉末或颗粒)覆盖或接触传感器时产品内含有的水分子将改变微波共振的位置和强度。

由于微波能深深地渗透到产品中,该技术可同时检测出物体内部和表面上的水份。低能量的微波不会对产品本身产生任何破坏,也不会改变产品的物理化学性质。

微波共振水份检测仪器主要由微波传感器、控制系统和解析软件组成。

在口服固体制剂的生产过程中,需要对制粒完成后的颗粒进行干燥,颗粒干燥终点的水份的高低会影响颗粒的流动性,并可能对后续的混合或压片等过程产生影响,导致混合不均匀、压片容易黏冲或裂片等问题。绝大多数药企在生产过程中都无法按照药典规定的卡尔费休滴定法或烘箱干燥法对物料的水份终点进行监控,因为按照这两种方法的操作,需要等待30分钟到5小时不等的时间,而且等待之后得到的结果并不能很好的代表这段时间之后颗粒产品的实际水份。如果用快速水份仪的方法做检测,同样需要等待10分钟以上的时间,且不论取样是否具有代表性的问题。这些传统的方法无论是在水份把控的准确性、一致性上还是对效率的影响上都不是最优的。

在流化床制粒或干燥过程中,将在线微波水份监测探头安装在流化床的物料锅上,使得颗粒在运动过程中途径探头表面,进而将固体颗粒物料对微波能量场的影响记录下来并建模,后续通过比对微波能量值,即可得到实际的水份测量值。安装原理示意图及实物图如图2-3所示。

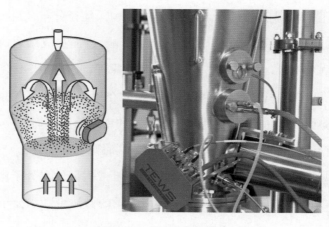

图2-3 微波水份测试仪

通过收集含有不同水份含量的产品样品后,将微波共振读数与传统可信赖的实验室方法(例如药典规定的卡尔费休滴定法测量的水份结果)测出的水份含量进行比对,并将被检固体产品的密度和物料温度作为补偿因素共同建模,完成模型的建立之后,便可实时将微波共振读数经模型转化为水份含量显示。经过多批次的数据或者长时间数据的并行比对和论证,可以得到相关系数、标准差等衡量指标,在这些指标均满足要求时,方可考虑将该方法测量得到的水份值作为该工艺流程实时放行的标准,以取代原有利用实验室测量数据放行的方法。

2. 物料成分分析技术

2010 版 GMP 和《中华人民共和国药典》(简称《中国药典》)均对确保原辅料的正确无误有较高的要求,需要对药品的活性成分、辅料、制剂、中间产物、化学原料及包装材料进行测定,常见的物质成分鉴定技术有近红外光谱分析技术和拉曼光谱分析技术两种。

(1) 近红外光谱分析技术。近红外分析方法越来越多地应用于制药行业,主要用于制药起始原料、中间体和成品的识别和分析,从而监视和控制生产过程,分析技术及实物图如图 2-4。

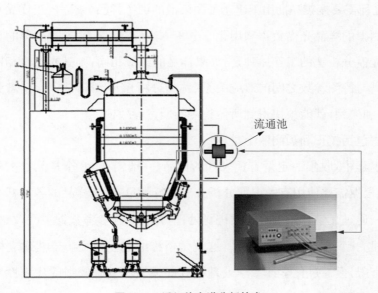

流通池

图 2-4　近红外光谱分析技术

近红外光是介于可见光和中红外光之间的电磁波,其波长在 780~2526 nm 范围。近红外光谱属于分子振动光谱的倍频和主频吸收光谱,原理主要是由于分子振动的非谐振性使分子振动从基态向高能级跃迁时产生的,具有较强的穿透能力。近红外光主要是对含氢基团 X—H(X=C、N、O、S)振动的倍频和合频吸收,其中包含了大多数类型有机化合物的组成和分子结构的信息。由于不同的有机物含有不同的基团,不同的基团有不同的能级,不同的基团和同一基团在不同物理化学环境中对近红外光的吸收波长都有明显差别,且吸收系数小,发热少,因此近红外光谱可作为获取信息的一种有效的载体。近红外光照射时,频率相同的光线和基团将发生共振现象,光的能量通过分子偶极矩的变化传递给分子,而近红外光的频率和样品的振动频率不相同,该频率的红外光就不会被吸收。因此,选用连续改变频率的近红外光照射某样品时,由于试样对不同频率近红外光的选择性吸收,通过试样后的近红外光线在某些波长范围内会变弱,透射出来的红外光线就携带有机物组分和结构的信息。通过检测器分析透射或反射光线的光密度,就可以确定该组分的含量。

近红外光谱分析技术包括定性分析和定量分析,定性分析的目的是确定物质的组成与结构,而定量分析则是为了确定物质中某些组分的含量或是物质的品质属性的值。与常用的化学分析方法不同,近红外光谱分析法是一种间接分析技术,是用统计的方法在样品待测属性值与近红外光谱数据之间建立一个关联模型(或称校正模型)。因此在对未知样品进行分析之前需要搜集一批用于建立关联模型的训练样品(或称校正样品),获得用近红外光谱仪器测得的样品光谱数据和用化学分析方法(或称参考方法)测得的真实数据。

近红外光谱分析法的工作原理是:如果样品的组成相同,则其光谱也相同,反之亦然。在建立了光谱与待测参数之间的对应关系(称为分析模型)的前提下,仅需测得样品的光谱,通过光谱和模型,就能很快得到所需检测的质量参数值。

分析方法包括校正和预测两个过程:

在校正过程中,收集一定量有代表性的样品(一般需要 80 个样品以上),在测量其光谱图的同时,根据需要使用有关标准分析方法进行测量,得到样品的各种标准质量参数作为参考数据。通过化学计量学对光谱进行处理,并将其与参考数据关联,在光谱图和其参考数据之间建立起一一对应映射关系,这就是俗称的建立模型。虽然建立模型所使用的样本数目很有限,但通过化学计量学处理得到的模型应具有较强的代表性。建模所使用的校正方法应视样品光谱与待分析参数关系不同而异,常用的有多元线性回归、主成分回归、偏最小二乘、人工神经网络和拓扑方法等。显然,模型所适用的范围越宽越好,但是模型的范围大小与建立模型所使用的校正方法有关,与待测的性质数据有关,还与测量所要求达到的分析精度范围有关。实际应用中,建立模型都是通过化学计量学软件实现的,并且有严格的规范(如 ASTM-6500 标准)。

在预测过程中,首先使用近红外光谱仪测定待测样品的光谱图,通过软件自动对模型库进行检索,选择正确模型计算待测质量参数。

在中药提取的生产线中,将近红外在线检测技术应用于过程中关键成分的检测。通过将提取罐中的提取液经过滤装置后倒入装有近红外仪器的流通池中,将提取液的近红外光谱变化与实际的关键成分浓度建立模型,经过一定量的数据建模后,便可根据近红外光谱的变化间接得到关键成分的浓度值及其变化规律,进而实现对提取液成分含量的在线检测。实际操作过程中可依据目标成分的不同变化值,决定提取时间以及提取次数等工艺参数。通过该实时监测的方法,既可保证产品质量,又可以避免能源浪费,降低生产成本。

（2）拉曼光谱分析技术。当单色入射光的光子与所测量的样品间的分子发生能量交换时,光子将改变运动方向,与此同时光子的部分能量传递给分子或者分子的部分能量传递给光子,因而光子的频率发生了改变,这种非弹性散射的过程称为拉曼散射。所测量物质分子的振动和转动决定了拉曼谱线的特征,原理如图 2-5 所示。

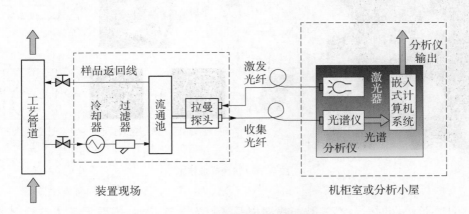

图 2-5　拉曼光谱分析技术

同样因分子内部振动产生的还有红外光谱,拉曼和红外光谱都能用于检测分子中的官能团。拉曼光谱主要鉴定分子中均衡对称的官能团;而不均衡对称的官能团在红外光谱上有很强的吸收峰。

在应用在线拉曼分析系统时,可将探头通过插入的方式或者通过视镜窗投射的方式对流通池内的产品进行监测,监测到的光信号经光纤传导至光谱仪中,通过嵌入式系统对光谱进行分析和相应的数据处理。前期需要将取样分析的结果与在线拉曼的监测结果建立相关模型,常用的建模方法有:特征峰面积法、偏最小二乘法、子空间角度转换等。

在完成初步建模后,可在后续实际生产时持续采集样品,并做比对分析,得到长期比对数据,通过统计学分析的方法,得到数据比对的结果,评估将该种方法作为数据放行的可行性。在经过充分验证的前提下，可将得到的分析结果输出显示，作为对生产工艺过程的指导依据，甚至可以考虑作为放行的标准。

3. 颗粒粒径分布测量技术

（1）快速成像技术。快速成像系统主要由光源、高速成像系统、图像传输模块、图像分析系统（包括硬件和软件算法）、结果显示系统等部件组成。可采集粉末、颗粒的实时分析数据和图像轮廓，并对分析得到的数据从粒径大小、数量以及统计分布等维度的数据进行记录、归类显示，如图2-6。

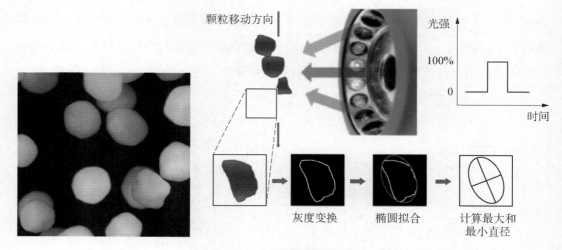

图2-6　快速成像技术

在使用该仪器时，当设备、被测物料以及环境发生变化时，需要重新调整检测仪器的各项参数，包括但不限于色调、明度、饱和度、对比度、空间关系、阈值、边缘检测、畸变、噪声、焦距、测试框、检测间隔、检测粒径大小区间等。

通过成像探头对产品在线测量，可以得到颗粒或粉末的实时粒径，并根据内部算法实时进行统计分布的数据分析，这些数据包括：Dv10、Dv50、Dv90、Dn10、Dn50、Dn90，以及平均粒径、中位数粒径、统计分布直方图，甚至更详细的统计数据。

对过程数据进行分析，可以与中间产品放行的标准建立相关性。例如，可以通过对粒径分布趋势的监控，及时地调整设备参数以减少细粉量或者改变颗粒团聚的速度；也可以在微丸包衣工艺过程中监测粒径的变化，以间接计算包衣膜厚度，进而与溶出度、生物利用度等属性建立相关模型，自动控制包衣工艺参数，做到产品实施放行。

在微丸包衣的生产过程中，通常通过控制增重的方式来控制包衣膜的厚度，并最终实现对产品溶出度的控制。然而，在生产过程中，并不能对产品的增重这一参数进行实时的控制，只有暂停生产过程才可能得到增重数据。而一次中断生产过程再重新开始大约需要花费1小时的时间，这对生产效率是一种极大的浪费。有案例研究了利用包衣膜的厚度直接反映溶出度的情况，并进行了预测，实验数据与实测数据非常吻合。通过这种方法，仅需在线监测微丸的粒径变化便可在线预测包衣产品的溶出度，真正做到实时监控、保障药品质量的一致性。

（2）激光衍射技术。激光衍射通过测量激光束穿过分散的颗粒样品时不同角度的散射光强度，对颗粒粒度分布进行测定。大颗粒以小角度对激光进行散射，而小颗粒则以大角度散射光线。之后，对角度散射光强数据进行分析，使用米氏光散射理论，对形成散射图样的颗粒粒度进行计算。最后，粒度按等体积球直径进行报告。

激光衍射是用于表征药物物理性质较为成熟的工具之一。它已被应用于对气溶胶、乳液、悬浮液和喷雾剂以及低密度粉末流的表征等。利用严格的米氏光散射理论，测量了光的衍射，并计算了由此产生的粒径分布。

在一个典型的乳化液系统中，物质通过一个液体流池，测量如图2-7所示。由于物料连续通过测量区，粒度分布随时间的变化而变化。

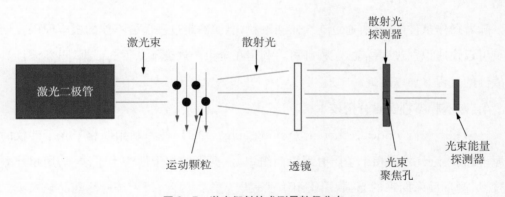

图2-7　激光衍射技术测量粒径分布

（3）聚集光束反射测量仪。固体激光光源提供连续的单色光，从探头发射出去。一组复杂的透镜组将激光聚焦到一个很小的点上，并通过精确校准焦点使它位于探头窗口与实际体系之间。精确控制焦点位置以获得高灵敏度、高重现性的测量。气动或电动精密马达使精密光学元件以固定速率进行旋转。在整个测量过程中，为确保数据精度，需要严格监控旋转速度。标准探头以固定转速2m/s运行，某些型号转速更快，并且能在不同速率下进行校准及运行，从而提高颗粒应用方面的性能。从探头窗口观测到的情况，聚焦光束在探头窗口及颗粒体系之间做环形扫描。当聚焦光束扫过探头窗口表面时,单个颗粒或者颗粒结构将激光以反射散射光的形式反射回探头。紧挨着探头窗口的颗粒和液滴由扫描中的焦点及独特的反射散射光的脉冲信号确定。探头监测到这些反射散射光的脉冲信号,并以扫描速率(速度)乘以脉冲宽度(时间)通过简单计算转化为弦长,弦长可简化定义为颗粒或颗粒结构的一边到另一边的直线距离。一般情况下,每秒钟测量数千个单个弦长,并形成由聚集光束反射测量仪基本测量获得的弦长分布。弦长分布作为颗粒体系的"指纹式"表征,能实时监测并控制颗粒粒径与粒数的变化。

值得注意的是,与其他的粒径分析技术所不同,聚集光束反射测量仪的测量方式不假设颗粒的形状,仅通过基本测量就能直接追踪颗粒体系的变化。由于这种测量方式没有多余的复杂数学模型假设,避免了在测量过程中引入重大的误差。

聚集光束反射测量仪的探头可作为大型容器或管道中的坚固探头式仪器,以便在全工艺过程浓度下实时追踪颗粒粒径及粒数变化。随着过程参数的变化,持续监测颗粒、颗粒结构和液滴允许工程师有效地监控、解决并改进过程。

颗粒粒径与粒数直接影响多相工艺中的性能,包括结晶、乳化、絮凝。通过在全生产规模下实时监测颗粒粒径与粒数,工程师可以监控过程的一致性并确定进行过程改进的策略。

随着操作条件的变化,通过连续监测颗粒,能够确定过程性能不佳的根本原因。操作人员可以快速识别过程扰动,工程师可以利用在全生产规模下获得的证据,重新设计具有挑战性的过程并加以改进。

4. 包衣膜特性实时分析技术

光学相干层析(optical coherence tomography, OCT)技术利用弱相干光干涉仪的基本原理,利用近红外弱相干光照射到待测组织,依据光的相干性产生干涉,采用超外差探测技术,测量反射回来的光强,用于组织浅表层成像。因此,可用于检测药品包衣膜二维或三维结构图像。

OCT系统是由低相干光源、光纤迈克尔逊干涉仪和光电探测系统等构成(图2-8)。相比其他一些成像技术,OCT技术具备较高的分辨率(通常可达几微米级)。同时,OCT技术又具有较强的层析能力,可以清楚地看到不同层级之间的结构。

OCT探头安装在距离待测药品一定距离的固定装置上,待测药品的运动产生了与探头的相对运动,从而可对待测药品的包衣膜进行动态扫描。扫描出的产品光学断层图像如图2-9所示。

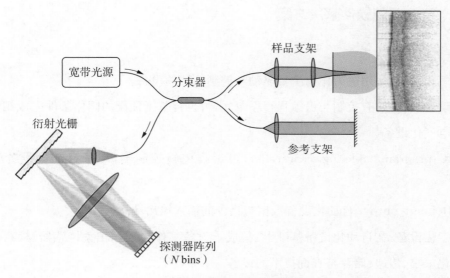

图 2-8 光学相干层析成像技术

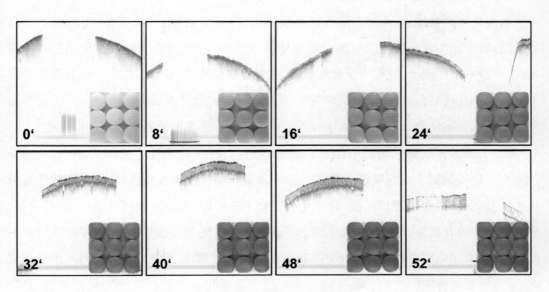

图 2-9 OCT检测结果

通过对全过程的包衣膜情况监控,可根据包衣膜厚度做自动包衣终点判断,另外可基于该技术研究生产过程中不同工艺参数的变化对包衣膜的成长属性产生何种影响,进而理解和优化包衣过程,结合智能控制系统最终实现包衣过程的自我分析和自我执行。

四、智能制药软件解决方案

（一）名词与术语

电气化设备：使用电力作为主要驱动与控制能源的设备。

自动化设备：含有控制与可编程程序单元，可自行基于预设的固化条件完成相应操作过程的电气化设备。

PLC：programmable logic controller，可编程逻辑控制器，用于自动化设备的控制单元。

I/O：input/output 自动化设备数据与指令的输入输出端口。

数字化设备：在自动化设备基础上，集成了设备工作参数和相关传感器、检测仪数据的信息化采集、传递、储存与查询技术的设备。

SCADA：supervisory control and data acquisition，数据采集与监视控制。

DCS：distributed control system，分布式控制。

智能化生产系统：在 GMP 监管要求框架内，以更高效率、更优质量、更低成本为目的，结合数字化生产设备、在线/离线质量监测技术与仪器、经验证的数字化工艺过程模型、生产设备工作模型、过程变量分析软件、过程参数分析与决策软件、生产执行管理系统等元素的信息化平台，协助企业实现对制药工艺环节的全过程数字化监测与工艺过程模型范围内的智能化调节，完成无人干预并可基于过程数据实时放行的智能制药过程。

（二）技术发展路线与核心组成元素

生产过程的数字化与智能化是指包含了设备自动化技术及硬件、在线或离线质量分析技术及硬件、信息化管理系统、数字化的制造工艺模型、工业互联网等软件、硬件设备、设施等组件的有机组合，目的是为了通过应用各项先进的软硬件与技术，实现以实时数据流、信息流来完成更高效、更精确、更准确的生产执行过程，从而在单位时间内产出更低成本、更高质量与价值的产品。制药行业生产过程数字化与智能化建设需保证符合 GMP 的各项监管要求。

生产过程数字化与智能化技术的发展路线与核心组成元素见图 2 - 10。生产过程数字化与智能化的表现方式可理解为将生产过程中涉及的人员、设备、物料、物流、工艺、环境、质量等因素实现量化的、电子化的、数据化的记录，并将实时的数据与设备生产动作进行关联互动，实现生产过程中各项设备工艺参数设定与调节操作的自动化或智能化执行。

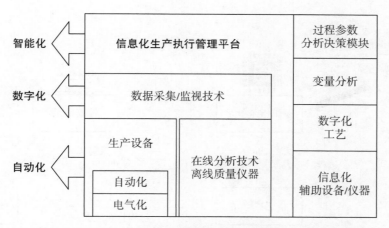

图 2-10　生产过程数字化与智能化技术的发展路线与核心组成元素

　　本部分内容中阐述的生产过程数字化与智能化是指在 GMP 各项监管框架范围内的制药生产过程的数字化与智能化技术,其中智能化技术特指为符合注册工艺要求的制药工艺过程中依赖系统基于许可的数字化工艺模型,进行产品质量参数、设备工艺参数的自我感知、自我分析、自我判断、自我调整的过程。

　　制药过程自动化及数字化的硬件基础主要是自动化设备以及在线或离线的质量仪器,软件基础是专业的数据采集/监视技术(较为普遍应用的技术为下文介绍的 SCADA 与 DCS 技术)。

　　(1)自动化设备。自动化设备是指设备或机械装置,在无操作人员干预的前提下,可按预先配置或规定的程序及指令,在达到预设启动条件时,自动启动、自行操作及控制设备或机械装置,并在达到预定结束条件时,最终自动结束操作及控制的过程,其中包含了在执行过程中可持续基于加工状态数据进行自我调节操作动作的自我执行循环。

　　自动化的设备组成部分主要包含:负责硬件动作开关及调整的作用单元;负责采集硬件动作状态或性能数据的传感器单元;负责传感器数据与程序设定的逻辑进行比对的逻辑指令单元;负责转译控制指令与机器指令的控制单元;负责编辑及储存控制程序的系统程序单元。各单元之间作用关系如图 2-11 所示。

　　自动化设备的控制单元核心部件是可编程逻辑控制器(programmable logic controller, PLC)。当前技术水平下的 PLC 不仅仅可进行逻辑运算、计时、计数,还逐步拓展了算术运算、数据传输与处理、与计算机通信及联网、图像显示等功能。集成先进

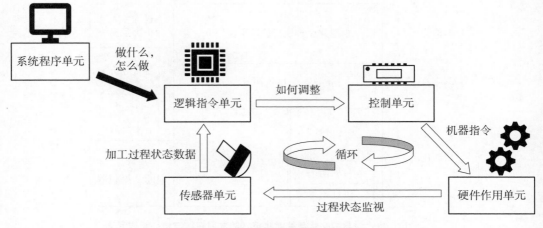

图 2 - 11　自动化设备各单元协作关系

PLC 的自动化设备能完成的操作复杂度也越来越高,对企业生产及物流管理的帮助和提升也愈发明显。

(2) 数据采集/监视技术。数据采集技术是指面向自动化设备的操作数据进行采集以及部分控制指令的传递技术,自动化设备含有内置控制系统的 PLC 模块与控制硬件的 I/O 输入输出模块,I/O 输入输出模块一端连接设备硬件单元(含传感器),负责下发控制指令与采集设备硬件单元状态数据;另一端连接 PLC 模块,负责获取控制指令并上传硬件状态与传感器数据。因 PLC 模块储存空间有限,可采用增加通信上位机并配置上层软件的方式,通过数据通信协议面向 PLC 模块采集各类硬件及传感器数据,使用工业以太网进行传输,并最终储存于专门的、空间足够的数据库服务器内,监视端计算机可利用数据工具软件对数据库服务器内的各类数据进行实时查询与分析,实现自动化设备的数据采集功能,并可面向 PLC 模块传递部分监视端录入的简单控制指令。此类主要面向 PLC 模块采集数据及部分控制指令传递的技术统称为 SCADA。

自动化设备的主要控制指令可在 PLC 模块内置的控制系统输入端中操作,但受限于 PLC 模块无法与设备距离过远,而且一套 PLC 模块一般只含有一个输入端。为解决距离与控制端数量的局限,也可以搭建含有多个控制端计算机、通信上位机等设备的以太网络,将设备硬件的控制指令通过以太网下达至通信上位机内的上层软件内,再自动转发给 PLC 模块进行执行,以满足控制端与设备之间距离不受限制以及需要多个控制端的需求,此类技术统称为 DCS。

通常情况下,SCADA 与 DCS 可共用一套以太网络,可同时进行数据采集与远程控制的操作,这是实现生产数字化的技术基础。其工作架构见图 2 - 12。

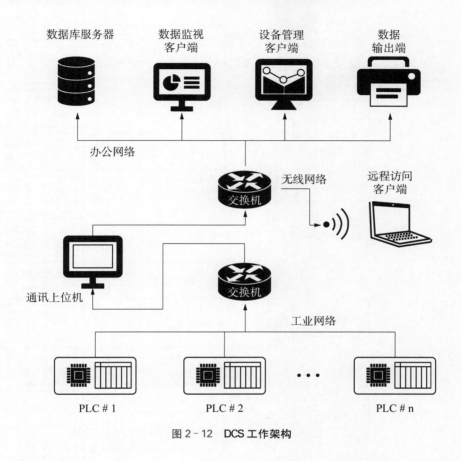

图 2 - 12 DCS 工作架构

(3) 制药生产过程智能化技术。制药生产过程智能化技术是在满足 GMP 各项监管要求下,在自动化设备技术、过程质量的实时监测与分析技术、数字化工艺过程模型、原辅料性质稳定、信息化生产执行管理平台的基础上发展起来的一种新型制药生产技术,也是未来制药行业生产模式的发展方向,它的具体组成如图 2 - 13 所示。

(三) 研发及应用前景

集成了在线分析技术与仪器、数字化工艺、过程参数分析及决策功能、信息化执行功能的智能制药系统的主要研发目的是为了弥补自动化制药技术无法摆脱人为干预的短板,增强生产人员对制药过程产品质量把控能力的精细度、准确性与及时性,并帮助企业进一步从人员、物料、时间、效率、质量等方面实现商业化制药过程的降本增效、精益生产。另一方面,智能制药技术也可借助于先进的数据分析与归纳工具,对各类药品生产过程的大数据进行科学的分析与归纳,为企业研发新工艺提供有效的数据支撑。

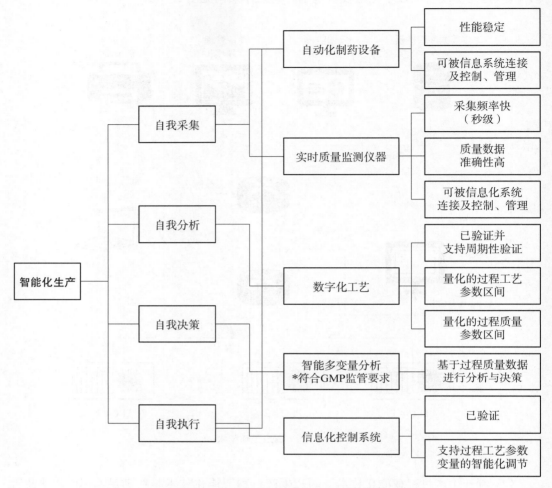

图 2-13　制药智能化生产组成

　　但不可否认的是智能化制药技术的应用受制于诸多相关技术、软硬件、设备仪器等方面的因素,当前环境下并非所有药物品种或工艺环节均能考虑智能化制药技术,如何判断企业是否需要研发智能制药系统的相关内容请参考 GMP 2010 版指南(改版)。

　　智能制药遵循的四个执行步骤分别为:

　　(1)自我采集。面向工艺生产设备与在线质量监测仪器,基于预设的(可按产品品种、工艺参数类别、质量指标类别等因素进行设置)采集频率、精确度等参数,自动完成制药工艺过程的原辅料属性、设备参数、质量指标的数据采集与储存。以应用在线质量监测仪器代替传统抽样检验监测质量的方式,可实现秒级频率的、准确的质量指标数据采集。

（2）自我分析。以生产环节的相对时间轴为主线，将实时采集的数据与预设的、符合GMP要求的数字化工艺过程模型各项参数设计空间进行匹配，输出差异值。

（3）自我决策。运用相关数学工具，将自我分析步骤输出的差异值与设备工作模型合并分析，输出设备参数的调整类别、幅度、持续监测时长等数据，也可借助历史数据的自动分析，提供更科学的、GMP监管范围内的调整数据。

（4）自我执行。由生产执行系统将自我决策部分输出的数据转换为机器指令，下达给生产设备并监测、记录执行效果，返回自我采集步骤。

成功应用智能制药技术的主要关键因素包括需确认工艺过程的关键质量指标能否被及时、准确地信息化采集与量化；需保证工艺过程的设备工作参数应被及时、准确地信息化采集与量化，并支持远程实时控制与调节各项工作参数；最核心的因素是符合GMP监管要求的数字化工艺过程模型与设备工作模型，通常可先实现制药过程的数字化建设，通过采集足够数量、准确的实际制药过程工艺、质量数据进行科学的提炼与分析后建立相关模型，并需多次验证以及周期性地重复验证，建立基于模型的调整规则与逻辑并程序化，最终以此为基础设计相应的过程参数分析与决策系统实现智能制药，从而保障制药生产全过程的合规性以及最终产品的质量水平。

因此，制药企业成功应用智能制造技术与系统，可为企业及监管部门在以下几个方向的竞争力上得到提升。

（1）生产、物流、质量部门的人员数量与工作质量。智能制药系统可通过配套的软硬件代替人工完成相当一部分的现场生产操作、物流操作、质量操作，从而降低人员使用率，提升操作准确性与及时性。

（2）场地利用率与资金周转率。生产效率的提升，可缩短原辅料、包装材料等物料在厂内的周转周期，从而提高企业的场地利用率与资金周转率，并一定程度上降低场地的配套能耗、人员等资源的消耗。

（3）产品工艺研发周期与质量。通过使用智能制药技术或系统进行辅助研发，基于完整性、实时性、准确性要求全面采集工艺研发过程数据，并配合科学的分析工具进行各种维度的分析与利用，可在提升研发质量的前提下，将现有模式的工艺研发周期缩短30%以上。

（4）电子化数据与工作流程。应用智能制药系统进行生产，可以实现生产过程各类单据的电子化数据记录与存储，并在计算机上实现电子化流程的提起、审批、执行、总结等工作，降低纸质文件的使用率，提高工作执行效率。

（5）实时在线监管。实现电子化、数字化的制药过程，辅以区块链等数据共享技术，能实时生成电子批记录并通过广域网上传至监管部门，为相关部门的药品生产监管工作提供更全面、便捷、准确、及时的数据支撑。

第二节
中药智能制造关键技术

一、中药生产过程智能化改造

中药制造技术的全方位升级，符合中国经济新常态和创新发展趋势，是推动中药产业跨越式发展的有效途径。该项目旨在通过建立一套以智能检测技术为基础，数字孪生模型为核心，工艺过程优化为目标的技术体系，解决利用不稳定的药材制造出质量稳定中药产品的重大工程难题。开展中药制药工艺精密化、数字化、定量化研究，应用过程分析技术对中药制药全过程（包括药材加工、提取、浓缩、干燥、纯化、制剂等关键工艺）进行分析、建模和优化。通过对中药制药过程物料流、数据流、信息流、控制流的综合分析，结合系统状态的模型化分析，辨识会引起药品质量波动的关键工艺和相关参数，提升质量控制标准。采用在线和离线快速分析技术相结合的方法，针对具体中药品种，优化设计制药工艺，改造制药装备，制定工艺自动控制方案，设计全过程质量控制策略，对关键质量控制指标进行精准检测，提升制药过程质量控制水平。

在实施过程中，应充分运用先进的系统设计理念和工程技术手段，对现代中药制造工艺进行示范性改造与建设。为实现这一目标，需重点关注并解决中药制造中的关键技术难题，如建立高效的过程参数检测和化学物质在线分析体系，开发稳定且高效的中药生产工艺，引进并研发先进的过程优化控制方法，建立科学可靠的质量控制体系以及提高中药制药的质量控制标准等。针对中药单元制药设备，应积极探索并应用数字检测与自动控制技术，提高设备的自动化水平。这不仅有助于提升中药制造的整体技术水平，也能够增强我国在全球中药市场上的竞争力。确保中药的安全性、有效性和质量可控性，同时提高生产效率和环境友好性。

此外，人机混合增强智能在中药生产中的应用将有效整合人类专家的认知推理能力和 AI 的计算优势，形成一个强大的决策支持系统。这种系统不仅提高了决策的灵活性和环境适应性，而且增强了系统对复杂和非结构化问题的处理能力。专家可以在必要时干预和调整模型预测或数据偏差，提升系统的鲁棒性。此外，通过与智能系统的持续交互，从业者可以不断学习和提升技能，进一步优化中药制造过程。采用如强化学习、模仿学习和逆强化学习等先进方法，人机混合增强智能不仅优化了人机交互，还确保了机器学习模型的性能符合人类专家的策略和经验，从而实现中药生产过程的智能化和自动化，见图 2-14。

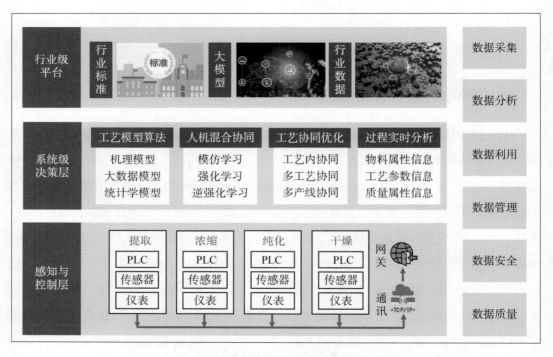

图 2-14　中药制药过程信息智能集成与处理

二、中药制药过程故障预测与风险控制

故障预测与风险控制，作为各个领域中不可或缺的重要环节，其作用在于帮助企业或组织识别、评估和管理潜在的风险，从而避免或减轻风险带来的负面影响。在金融、医疗、工程建设领域，风险控制都扮演着至关重要的角色。在金融领域中，风险控制帮助金融机构评估和规避信用风险、市场风险、操作风险等，保障金融机构的稳健运营；在医疗领域中，风险控制可帮助医疗机构识别和防范医疗事故、药物不良反应等风险，保障患者的安

全;在工程建设领域中,风险控制可帮助工程建设企业识别和防范施工风险、质量风险、进度风险等,保障工程建设的顺利进行。

随着中药产业的快速发展,中药制药过程的质量控制与风险预防尤为重要。确保产品质量符合法规和标准,提高产品质量一致性,降低因产品质量问题导致的损失,并最终保障患者安全,是中药制药企业实现可持续发展的重要保障。通过识别和消除潜在的风险因素,风险控制可以提高生产效率,优化生产流程,降低生产成本,从而增强企业的竞争力。同时,风险控制也有助于企业建立良好的声誉,降低客户对产品质量的担忧,进一步提高企业的竞争力,见图 2 - 15。

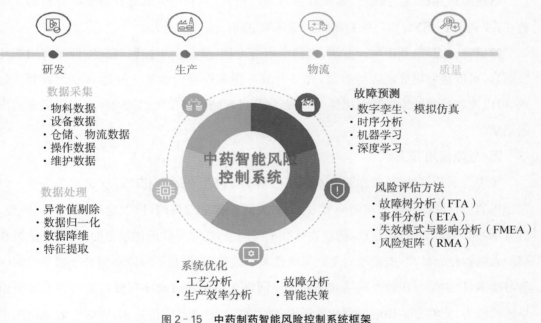

图 2 - 15　中药制药智能风险控制系统框架

(一)中药制药过程故障预测

1. 数据采集与处理

(1)数据类型。中药制药过程的故障预测需要对大量数据进行采集以确保数据的准确性和可靠性。数据采集主要包括以下几类。

设备运行数据:包括温度、压力、振动、电流等物理量,流量、转速、阀门状态等过程参数以及传感器读数等。

环境数据:包括温度、湿度、尘埃等环境参数。

操作数据:包括设备运行状态、操作人员行为等。

维护数据：包括设备维护记录、备件库存等。

（2）数据处理。中药制药过程的复杂性和波动性导致采集到的数据中存在大量异常和冗余数据，严重影响后续分析的有效性。因此，数据预处理是中药制药过程故障预测的重要步骤，旨在提高数据的质量和可用性，为故障预测模型的训练提供可靠的数据基础。

数据清洗：去除数据中的异常值和噪声，例如利用统计指标识别和剔除异常值，或利用机器学习算法识别和剔除异常值。

数据归一化：将不同量纲的数据转换为相同的量纲，以便进行后续分析，可以将数据线性缩放到[0，1]区间，或保留数据的比例关系进行归一化。

数据降维：减少数据维度，提高计算效率。例如，可利用主成分分析提取数据的主要特征，或利用 t－SNE 将高维数据映射到低维空间。

数据特征提取：利用统计方法、机器学习等方法，从数据中提取对故障预测有用的特征信息，可以帮助更好地理解数据，并提高故障预测模型的性能。通过有效的数据预处理，可以提高数据的质量和可用性，为中药制药过程的故障预测和风险控制提供可靠的数据基础。

2. 故障预测方法

在中药制药领域，故障预测技术的应用对于提高生产效率和产品质量至关重要。时序分析通过自回归移动平均模型等方法，对关键参数进行预测，以发现潜在的故障隐患。机器学习算法，如支持向量机、随机森林和神经网络，通过寻找最优超平面、构建决策树和模拟人脑神经元结构，实现了对复杂非线性关系的建模，提高了故障预测的准确率。深度学习技术，特别是卷积神经网络和循环神经网络在图像和时间序列数据处理方面展现出卓越的能力，能够更精确地识别和预测设备的故障。这些技术的应用，能够有效地预测中药制药过程中的潜在故障，并及时采取预防措施，从而提高生产效率和产品质量。

（二）中药制药过程风险控制技术

1. 风险评估方法

风险评估方法主要包括故障树分析（fault tree analysis，FTA）、事件树分析（event tree analysis，ETA）、故障模式与影响分析（failure mode and effect analysis，FMEA）等。故障树分析是一种演绎推理方法，通过分析故障原因与结果之间的逻辑关系，建立故障树模型。在中药制药过程中，FTA 有助于发现潜在的风险因素，为风险控制提供依据。事件树分析是一种定量风险评估方法，通过分析初始事件、中间事件和最终结果之间的时间序列关系，评估风险概率。例如，在基于数字孪生的压气站场设备风险智能决策系统中，

FTA被应用于压气站场设备的风险评估,有效识别了设备故障的根本原因和潜在风险因素,而ETA被应用于评估设备故障的风险概率,为制定应急预案提供了依据。故障模式与影响分析是一种系统性的风险分析方法,其步骤可以概括为:确定需要进行分析的产品或流程;组建一个跨学科的专家团队,团队成员应包括设计、生产、维护等不同领域的专家,以确保涵盖所有相关的知识和经验;对产品或流程的功能进行详尽分析,识别所有潜在的故障模式,并评估这些故障模式对用户、环境、成本等方面的潜在影响;深入分析每个故障模式的成因,并确定有效的检测方法。分析导致每个故障模式的原因,并确定检测每个故障模式的方法;基于上述分析,计算风险优先数,以评估故障的风险程度;根据RPN的数值,制定相应的预防措施,以降低风险,并实施和监控这些措施,以持续改进风险管理;定期进行FMEA回顾,以确保风险评估的持续有效。

在中药制药过程中,FMEA可以用来识别和分析生产过程中潜在的故障模式,评估故障发生的风险,并确定哪些故障模式需要优先关注和控制。例如,通过FMEA方法,可以全面地评估钢铁生产设备的故障风险,并制定相应的控制措施,提高设备运行的安全性。

除了FTA、ETA和FMEA之外,中药制药过程中的风险评估还可以采用风险矩阵分析(risk matrix analysis, RMA)法。RMA是一种定性和定量相结合的风险评估方法,通过将风险因素分为多个等级,并根据其影响和可能性进行评分,最终确定风险等级。在中药制药过程中,RMA有助于企业识别高风险因素,并采取相应的控制措施。

2. 中药制药智能风险监控与决策系统

中药制药智能风险监控与决策系统通过部署传感器、摄像头等设备,实时采集中药生产过程中各个关键环节的数据,如温度、湿度、压力等。该系统利用人工智能和大数据分析技术,对采集的数据进行深入分析,以实现故障的实时诊断、预测性维护以及风险的全面评估。此外,该系统能基于分析结果,自动发出预警,及时提醒相关人员采取必要措施。同时,系统提供数据驱动的决策支持,辅助决策者制定更为明智的风险控制策略。

该系统还具备知识管理功能,能够将专家知识和经验转化为易于访问的知识库,为风险评估和决策制定提供坚实的支持。它全面监控中药生产过程,确保关键环节的生产质量,并监控中药原料、中间体和成品的质量,确保符合质量标准。此外,系统还对关键设备进行状态监控,以预防设备故障,并管理供应链,监控供应链中的风险因素,确保原料和成品的质量和安全。通过这些功能,该系统可提供一套可追溯、智能化的风险管理解决方案,帮助中药企业提升整体运营效率和产品质量。

三、中药质量追溯体系

构建中药质量追溯体系,作为提升中药行业整体质量标杆、确保患者用药安全的关键策略,其重要性不言而喻。这一体系的构建,深刻植根于对药品监管科学日新月异的深刻洞察中。特别是中国药品监督管理局加入国际人用药品注册技术协调会以来,通过积极吸纳并实践如 ICH Q8(R2)等国际顶尖标准与指导原则,中药质量控制理念实现了从终端检验向全链条溯源的深刻转型。

中药质量追溯体系的核心在于将质量管控的触角延伸至药材从田间播种至成药出厂的每一个细微环节。起始于源头,对药材原料的采收时节、生态环境、品种鉴别等实施详尽记录与严密监控。继而,实时监控生产设备、物流、质量、能耗和排放,将基于实时数据的生产管理与基于模型的多目标优化控制相融合。有效管理生产相关海量数据并与药品质量进行关联分析,揭示质量风险发生规律,建立质量风险预警预报模型,将质量风险溯源到药品生产的每一个环节和流程,为精准控制关键工艺提供科学依据。将生产管理和质量控制集成整合,形成质量管控联动综合机制,构建中药制药过程质量管控一体化技术,提升药品质量风险管控能力。在后续的加工、提取及制剂生产流程中,每一道工序均被赋予清晰的质量控制标准与操作准则,并借助云计算、物联网等现代信息技术,实现生产数据的即时采集、深度分析与安全存储,确保每一步骤都可追溯、可验证。

智慧监管的融入,为中药质量追溯体系筑起了坚固的防线。通过构建大数据分析平台,不仅促进了资源的优化配置与生产效率的飞跃,更关键的是,它赋予了中药制造过程敏锐的洞察力,任何细微变化都能被即时捕捉、深度剖析并迅速反馈,为质量隐患的提前预警与高效应对提供了强有力的支持。该平台横跨药品研发、生产、质控及物流等多个核心环节,推动了中药全产业链的智能化、精细化转型,见图 2 - 16。

为进一步提升中药质量追溯的精确性与全面性,应积极借鉴国际前沿经验,如美国食品药品监督管理局的《过程分析技术指南》,激励中药行业深入探索制药工艺的创新路径,强化对复杂中药制剂生产过程的深入认知与精准控制。鉴于中药成分的复杂多样性与药效的综合性,单一指标已难以全面衡量其质量特性,因此,需采用多维度、立体化的质量控制框架,紧密结合中药的独特性质与临床实际需求,构建科学合理的质量控制指标体系与评估模型。

在此基础上,遵循《中药新药质量标准研究技术指导原则(试行)》等权威指南,深入剖析药材、饮片及制剂在各生产阶段间的质量传递规律,构建一条从原材料到成品的无缝质

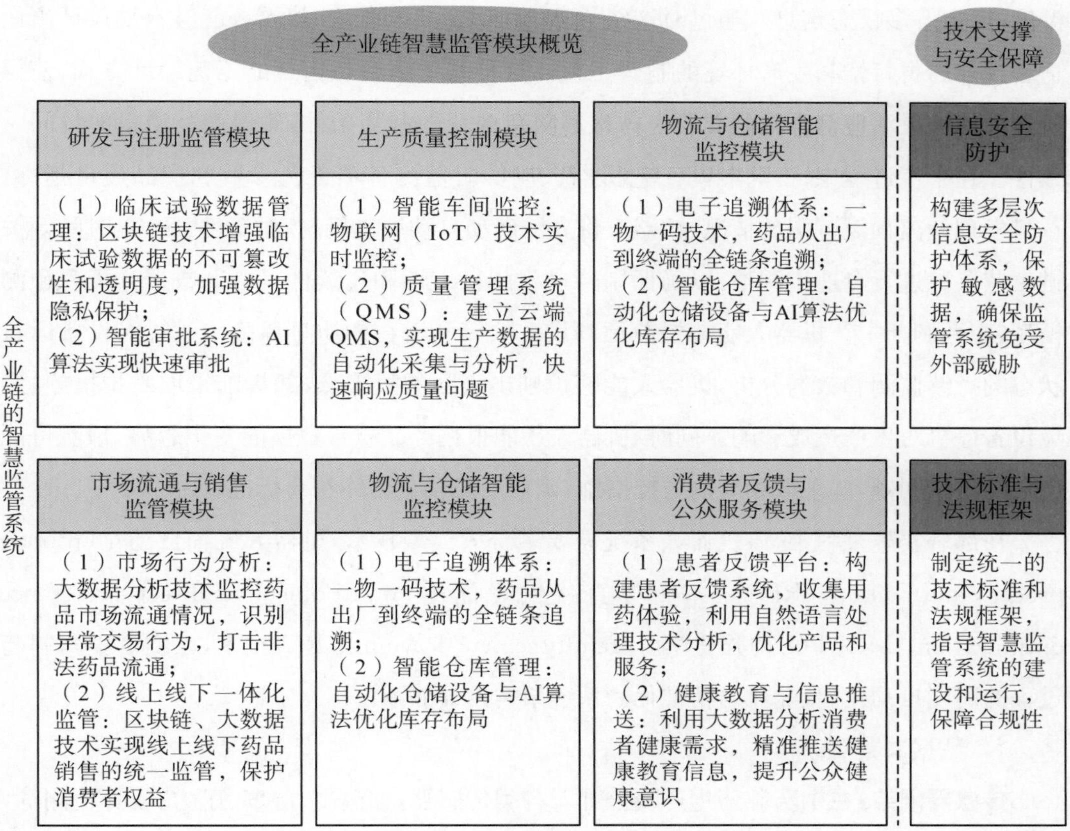

全产业链的智慧监管系统

第二章 · 中药产业新质生产力关键技术

全产业链智慧监管模块概览			技术支撑与安全保障
研发与注册监管模块	生产质量控制模块	物流与仓储智能监控模块	信息安全防护
（1）临床试验数据管理：区块链技术增强临床试验数据的不可篡改性和透明度，加强数据隐私保护； （2）智能审批系统：AI算法实现快速审批	（1）智能车间监控：物联网（IoT）技术实时监控； （2）质量管理系统（QMS）：建立云端QMS，实现生产数据的自动化采集与分析，快速响应质量问题	（1）电子追溯体系：一物一码技术，药品从出厂到终端的全链条追溯； （2）智能仓库管理：自动化仓储设备与AI算法优化库存布局	构建多层次信息安全防护体系，保护敏感数据，确保监管系统免受外部威胁
市场流通与销售监管模块	物流与仓储智能监控模块	消费者反馈与公众服务模块	技术标准与法规框架
（1）市场行为分析：大数据分析技术监控药品市场流通情况，识别异常交易行为，打击非法药品流通； （2）线上线下一体化监管：区块链、大数据技术实现线上线下药品销售的统一监管，保护消费者权益	（1）电子追溯体系：一物一码技术，药品从出厂到终端的全链条追溯； （2）智能仓库管理：自动化仓储设备与AI算法优化库存布局	（1）患者反馈平台：构建患者反馈系统，收集用药体验，利用自然语言处理技术分析，优化产品和服务； （2）健康教育与信息推送：利用大数据分析消费者健康需求，精准推送健康教育信息，提升公众健康意识	制定统一的技术标准和法规框架，指导智慧监管系统的建设和运行，保障合规性

图 2-16 医药全产业链的智慧监管系统设计

量追溯链条。此举不仅将极大提升中药质量的精准控制水平与追溯能力，更为中药行业的长远发展奠定了坚实基石，有力提升了中药产品在国际市场上的竞争力与认可度。

四、中药制药工艺机器人

随着大模型的广泛应用，基于 Transformer 的大语言模型在诸多领域都取得了进展。在文字生成领域，以 GPT 为代表的模型通过深度学习和海量文本数据的训练，能够生成连贯、富有逻辑且风格多样的文本内容。在视频生成领域，Sora 可以深入理解用户输入的文本描述，并将其转化为具体的视频内容。在药物研究发现领域，基于大语言模型的智能系统整合了网络检索、文件搜索以及代码执行等功能。该系统可以自主设计、规划、管理和执行复杂的科学实验。随着大模型技术的持续演进，在中药制药领域，基于大模型的制造系统将进一步提升企业的供应链管理能力、工业自动化以及智能化水平。

中药制药工艺机器人应集成多种传感器和数据分析技术，收集包括图像、声音、温度、湿度、压力等多模态信息。通过对这些信息的综合分析和处理,机器人能够自动设计出最适合当前药材特性和生产环境的制药工艺。这种基于多模态信息的工艺设计方式,使得机器人能够灵活应对不同种类的中药材和复杂多变的制药条件,确保产品质量的批间一致性。在生产过程中,中药制药工艺机器人应实时监测各项工艺参数和产品质量指标。一旦发现偏离预设范围的情况,机器人将立即启动自动调节机制,对温度、压力、时间等关键工艺参数进行自适应调整,以确保制药过程的稳定性和连续性。借助数据分析和预测模型,中药制药工艺机器人能够提前预判设备故障和潜在的质量风险。通过对设备运行状态的持续监测和数据分析,机器人能够识别出潜在的故障点,并提前采取维护措施,避免设备停机对生产造成影响。同时,机器人还能根据产品质量数据的变化趋势,预测可能出现的质量问题,并采取相应的防控措施,确保产品质量始终符合标准。

在部署实施过程中,该机器人系统需要融合大模型技术,机器人流程自动化(robotic process automation, RPA)、多目标直接偏好优化(multi-objective direct preference optimization, MODPO)与强化学习(reinforcement learning, RL)技术,以实现中药制药过程的高度自动化、智能化与精准化。系统架构设计如下:

1. 数据采集层

传感器网络:在中药制药生产线上部署各类传感器,如温度、湿度、压力、成分检测等,实时采集生产过程中的关键数据。

数据接口:与现有 ERP、MES 等信息系统集成,获取生产计划、库存管理等数据,形成全面的数据基础。

2. 数据处理与分析层

大数据平台:构建大数据处理平台,支持对生产过程数据的存储、清洗、预处理和初步分析,基于卷积神经网络(convolutional neural network, CNN)用于图像识别、循环神经网络(recurrent neural network, RNN)或长短期记忆网络(long short-term memory networks, LSTM)用于时间序列分析提取,对关键信息进行特征提取,并为后续的优化和决策提供支持。

AI 模型库:集成多种机器学习、深度学习算法,基于强化学习模型进行复杂问题决策和优化处理。

3. 决策与优化层

RPA 引擎:负责执行预设的自动化流程,如投料策略、工艺策略等,同时作为其他高级自动化技术的执行接口。

MODPO 模块：设计多目标优化算法，结合制药行业的实际需求，设置成本、时间、质量等权重因子。结合专家知识库，设定生产过程中的多个优化目标（如成本、效率、质量等），利用优化算法迭代求解，找到最佳生产策略，平衡各项指标，进行多目标协同优化。

RL 智能体：设计适用于中药制药的强化学习环境，包括状态空间、动作空间和奖励函数。训练强化学习智能体，使其能在生产环境中自主探索、学习并优化生产策略。引入迁移学习、元学习等技术，提高智能体的适应性和泛化能力。利用强化学习技术，让智能体在生产环境中学习并适应变化，动态调整生产参数，实现智能决策。

4. 执行与控制层

机器人控制系统：将优化后的决策指令转化为具体执行命令，控制机器人、自动化设备及其他生产装置的操作。

反馈调节机制：建立闭环反馈系统，实时监测执行效果，通过数据反馈不断优化决策模型。

基于大模型技术的中药制药工艺机器人开发是中药制药领域的一项重要创新。通过充分发挥大模型技术的优势，中药制药工艺机器人将实现中药制药过程的全面自动化、智能化和精准化，为中药制药行业的转型升级和高质量发展提供有力支持。

第三节
绿色制药关键技术

一、膜分离技术

（一）概述

1. 技术水平

膜分离技术是在分子水平上实现混合物选择性分离的技术，半个世纪以来，我国的膜分离技术完成了从实验室到大规模工业应用的转变，成为一种高效节能的新型分离技术，用于传统"水体系"目标产物分离的膜材料正朝着高性能、专属化发展[1]，而用于中药水提液成分分离的膜材料朝着精准化、靶向化发展[2-5]。

徐南平院士[6]率先将陶瓷膜微滤技术引入中药制药过程取代传统的醇沉工艺，显著提升了生产效率和产品质量。然而，中药水提液组成极其复杂，中药特种分离膜（主要指以无机材料制备而成，能够在高温、溶剂和化学反应等苛刻环境下实现物质分离的薄膜材料）的缺失，使得陶瓷膜应用多年来仍然停留在以微滤为主的对中药水提液的澄清除杂[7]，远未发挥其独特的技术优势，高效拆分、超滤分离、膜蒸馏、催化反应等高性能分离的应用鲜见报道。因此，中药特种分离膜创制成为该技术应用于中药水提液实现其高分离性能的必然选择。针对上述需求，"中药溶液环境"（指中药水提液所具有的黏度、pH、离子强度、电解质成分等特征性质）研究[2]为膜技术的应用提供了理论指导。该理论指导下，研究者已系统采集了218种复方及单方水提液的理化参数、共性高分子物质含量及膜通量、膜污染度等上万个数据，可从中挖掘出影响小分子药效物质分离的共性特征，为中药特种分离膜创制奠定了基础[8]。

膜技术是典型的以材料为基础的过程工程单元技术，膜的制备属于材料学科，膜的应用涉及过程工业。近年来,在粒子烧结、溶胶-凝胶等传统方法基础上发展起来的造孔剂法、模板剂法、修饰技术等膜制备技术,已将材料制备水平从经验为主推进到定量控制,通过微结构调控从高渗透性和渗透选择性两个方面提高被分离组分的传递特性[9,10]。同时,膜过程应用实践表明,传递特性调控与强化是高性能膜设计的关键和依据[11,12]。由此可见,通过新型膜材料设计与制备来实现微结构调控,成为中药水提液精准分离的重要技术手段。

2. 技术应用基础

中药膜分离技术体系是一个复杂的系统工程,涉及膜材料、膜组件、膜分离工艺、膜污染控制、过程集成与优化等多个方面。其核心在于根据中药体系的特性,选择合适的膜材料和膜分离工艺,并优化操作条件,以实现高效、节能、环保的目标。

(1)膜材料。膜材料是膜分离技术的核心,其性能直接决定了膜分离的效果。根据材料的不同,可分为有机膜和无机膜两大类。

有机膜是以高分子聚合物为主要材料制备的膜,具有成本较低、易于加工成型等优点,但也存在着耐热性、耐化学性、机械强度等方面的不足。常用的有机膜材料主要包括以下几种。

纤维素类膜:以纤维素及其衍生物为原料制成的膜,例如醋酸纤维素膜等。这类膜具有良好的亲水性、生物相容性,价格相对较低。

聚砜类膜:以聚砜及其衍生物为原料制成的膜,例如聚砜膜、聚醚砜膜等。这类膜具有较高的机械强度、耐热性、耐化学性,能够耐受一定范围的 pH 和温度,主要应用于超滤和微滤。然而,其亲水性较差,易发生膜污染,需要进行改性处理以提高其抗污染性能。

聚酰胺类膜:以聚酰胺为原料制成的膜,例如尼龙膜、芳香聚酰胺膜等。这类膜具有良好的分离性能、耐热性、耐化学性,但价格相对较高,主要应用于反渗透和纳滤。使用时,耐氯性较差,需要注意控制料液中的氯离子浓度。

聚烯烃类膜:以聚乙烯、聚丙烯等聚烯烃为原料制成的膜。这类膜具有良好的化学稳定性、耐腐蚀性,但亲水性较差,需要进行改性处理,主要应用于微滤和气体分离。

其他有机膜:例如聚偏氟乙烯膜、聚四氟乙烯膜、聚碳酸酯膜等,各自具有不同的特性和应用范围。

无机膜是以无机材料为主要材料制备的膜,具有耐高温、耐腐蚀、机械强度高等优点,使用寿命长,但价格相对较高。常用的无机膜材料主要包括以下几种。

陶瓷膜:以氧化铝、氧化锆、氧化钛等陶瓷材料为原料制成的膜。这类膜具有优异的耐高温、耐腐蚀、机械强度等性能,使用寿命长,孔径分布窄,分离精度高,可进行高温灭菌,主要应用于微滤、超滤和纳滤。然而,其脆性较大,制备成本较高,需要特殊的支撑结构。

金属膜:以不锈钢、钛合金等金属材料为原料制成的膜。这类膜具有良好的机械强度、耐热性,但耐腐蚀性有限,主要应用于气体分离和渗透蒸发。

其他无机膜:例如玻璃膜、沸石膜等,各自具有不同的特性和应用范围。

为了提高膜的性能和寿命,研究人员不断开发新型膜材料,主要有以下两种类型。

复合膜:将两种或多种不同材料的膜复合在一起,结合不同材料的优点,提高膜的综合性能。例如,将有机膜和无机膜复合在一起,可以制备出兼具高分离性能和高机械强度的复合膜。

改性膜:对现有膜材料进行改性处理,例如表面改性、共混改性等,以提高膜的亲水性、抗污染性能、分离性能等。例如,通过对聚砜膜进行亲水改性,可以提高其抗污染性能;通过对陶瓷膜进行表面修饰,可以提高其选择性。

(2)膜组件。膜组件是将膜材料制成特定形状,并将其固定在支撑结构上,以便于进行膜分离操作的装置。常用的膜组件主要包括以下几种类型。

板框式:结构简单,易于清洗,但膜面积较小,适用于处理小规模料液,例如实验室研究和中试生产。

卷式:膜面积大,结构紧凑,但清洗不便,适用于处理大规模料液,例如工业生产。

管式:耐压性好,适用于处理高黏度液体,但膜面积较小,例如处理中药提取液等黏稠液体。

中空纤维式:膜面积大,结构紧凑,但易堵塞,适用于处理低黏度液体,例如处理中药注射液等澄清液体。

新型膜组件:例如振动膜组件、旋转膜组件等,通过引入外力场来提高膜分离效率和抗污染性能。

(3)膜分离工艺。膜分离工艺是指利用膜的选择性、透过性,在一定的操作条件下,将不同组分进行分离的技术。常用的膜分离工艺主要包括以下几种类型。

微滤:利用膜的筛分作用,去除料液中的悬浮物、微粒等杂质,孔径范围为 $0.1\sim10\,\mu m$。主要应用于中药水提液的澄清、除菌等环节。

超滤:利用膜的筛分作用,分离不同分子量的中药成分,去除大分子杂质,浓缩有效成分,孔径范围为 $1\sim100\,nm$。主要应用于中药提取液的浓缩、纯化、除热原等环节。

纳滤:介于反渗透和超滤之间,可以截留小分子有机物,脱除无机盐,孔径范围为0.5～2 nm。主要应用于中药提取液的脱盐、浓缩、分离等环节。

反渗透:利用膜的选择透过性,去除溶液中的溶质,主要用于深度脱盐,制备高纯度水,孔径小于0.5 nm。主要应用于中药生产用水的制备、中药提取液的浓缩等环节。

膜蒸馏:利用膜的疏水性和透气性,将水蒸气从料液中分离出来,主要用于中药提取液的浓缩、脱水等环节,具有操作温度低、能耗低等优点,适用于热敏性中药成分的分离。

电渗析:利用离子交换膜的选择透过性,在电场作用下,将离子从料液中分离出来,主要用于中药提取液的脱盐、浓缩等环节,具有分离效率高、选择性好等优点,适用于中药提取液中盐分的去除。

膜集成技术:将不同膜分离工艺组合,实现多级分离纯化,提高分离效率,降低生产成本。例如,将微滤、超滤、纳滤、反渗透等技术组合,可以实现中药提取液的澄清、浓缩、脱盐、纯化等多级分离纯化。

(4)膜污染控制。膜污染是膜分离过程中常见的问题,会导致膜通量下降、分离性能降低、膜寿命缩短等问题。其产生机制复杂,与膜材料性质、料液性质、操作条件等多种因素有关。中药水提液体系复杂,含有大量的多糖、蛋白质、鞣质等大分子物质,更容易发生膜污染。为了有效控制膜污染,需要采取以下措施。

料液预处理:通过过滤、离心、絮凝等方法去除料液中的大颗粒杂质,降低膜污染风险。例如,在进行膜分离之前,可以先将中药水提液进行过滤,去除其中的粗颗粒杂质,或采用絮凝剂去除部分大分子物质。

膜清洗:定期清洗膜组件,去除膜表面的污染物,恢复膜性能。常用的清洗方法包括物理清洗(水洗、气洗、超声波清洗等)和化学清洗(酸洗、碱洗、酶洗等)。需要根据膜材料的性质和污染物的类型选择合适的清洗方法。

膜材料改性:通过改性提高膜的抗污染性能,例如亲水改性、抗菌改性等。例如,通过对聚砜膜进行亲水改性,可以提高其抗污染性能;通过对陶瓷膜进行表面修饰,可以提高其选择性,减少污染物的吸附。

优化操作条件:通过控制操作压力、流速、温度等参数,减缓膜污染速度。例如,通过降低操作压力、提高流速,可以减少膜污染的发生;通过优化操作温度,可以提高膜的渗透性能,减少污染物的沉积。

新型膜组件:采用振动膜组件、旋转膜组件等新型膜组件,通过引入外力场来提高膜分离效率和抗污染性能。例如,振动膜组件可以通过振动来减少污染物在膜表面的沉积;

旋转膜组件可以通过离心力来提高膜的渗透性能。

（5）膜过程集成与优化。为了提高中药膜分离技术的效率和经济效益，需要对膜分离过程进行集成和优化，主要分为以下三种。

多级膜分离：将不同类型的膜分离工艺组合起来，实现多级分离纯化，提高分离效率，降低生产成本。例如，可以先采用微滤去除中药水提液中的悬浮物，再采用超滤进行浓缩和纯化，最后采用纳滤进行脱盐。

膜分离与其他技术的耦合：将膜分离技术与其他分离纯化技术，例如萃取、吸附、色谱等技术相结合，可以开发出更加高效、环保的中药生产工艺。例如，可以先采用膜技术对中药提取液进行预处理，再采用色谱技术进行精制，以获得高纯度的中药有效成分。

过程模拟与优化：采用计算机模拟技术对膜分离过程进行模拟，优化操作参数，提高分离效率，降低能耗。

随着膜技术的发展和应用经验的积累，中药膜分离技术将更加成熟和完善，为中药产业的转型升级提供更加强有力的支撑。

（二）面向中药制药过程应用的膜分离技术体系

为了更好地理解和优化中药膜分离过程，需要进行深入的科学研究，探索中药体系与膜材料、膜分离工艺之间的相互作用机制，揭示膜污染的形成机制，并开发高效的膜污染控制策略。

1. 中药小分子成分"受限透过"分离机制解析

中药水提液中含有生物碱、黄酮、香豆素、皂苷等多种类型的小分子成分，这类成分常常被作为中药药效的代表性成分进行分离、纯化。膜分离过程中，上述成分在水提液中需要与蛋白质、果胶、淀粉等高分子成分进行分离，该过程可以描述为：水提液的高分子与小分子成分同时达到膜表面，与膜孔径大小相当的小分子成分优先透过膜而被纯化、富集，大分子成分随水溶液错流而被截留。理论上讲，小分子的透过遵循"孔径筛分"原理，与其分子量大小和性质相关。实际体系中，小分子透过受到多种因素的影响，例如膜孔径大小、膜材料性质、操作压力、溶液环境等。

基于化学工程原理与中药体系的特征，提出中药小分子分离"受限透过"理论，可以表述为：微纳米膜孔径内，中药小分子膜透过行为发生改变，无法用孔径与分子量大小匹配来判定其渗透率，透过过程取决于溶液中共存高分子或小分子组分产生的凝胶层、静电效应、聚合作用等的相互作用，与其天然存在的溶液环境直接相关。在该理论指导下，破解了长期困扰膜科学技术应用的中药成分透过率难以预测的难题，提出了中药水提液天然成分无损分离的新策略,从理论层面为中药水提液成分的传质模型建立和膜材料匹配提供了技术应用方案,以苦参中苦参碱、氧化苦参碱的分离为例,解决了中药水提液中结构类似物难以分离的难题。同时,系统阐释了脑心通胶囊、金茵利胆胶囊、维血宁合剂等中成药生产过程的目标小分子 Q-marker 传递规律与传质机制。

该理论研究可以从以下两方面进行。

中药成分与膜材料的相互作用:主要研究中药小分子成分在膜表面的吸附、扩散、截留等行为,可以采用分子动力学模拟、量子化学计算等方法来解析分子与膜表面微结构的相互作用。

中药成分的膜表面竞争透过过程:主要研究小分子与大分子之间、相似或类似小分子结构之间的竞争吸附、透过行为,可以采用数学建模的方法预测小分子的透过率,采用 XDLVO 理论计算小分子在膜污染存在下的透过率。

2. 膜污染控制

膜污染是中药膜分离过程中常见的问题,也是导致膜通量下降、分离性能降低、膜寿命缩短等主要问题,是膜技术工业化推广应用的主要瓶颈问题之一。其产生机制复杂,与膜材料性质、料液性质、操作条件等多种因素有关。

中药水提液体系复杂,含有大量的多糖、蛋白质、鞣质等大分子物质以及各种小分子化合物,这些物质的性质和浓度都会影响膜分离性能,也会造成膜运行过程中严重的膜污染。

在膜技术应用中,主要从以下两个方面进行。

膜污染解析:建立科学的方法对膜污染进行表征,例如测定膜通量衰减率、污染层厚度、污染物组成等参数。可以采用扫描电镜、原子力显微镜等手段观察膜表面的污染情况,并采用色谱、质谱等技术分析污染物的成分。对于多糖、蛋白质、鞣质等大分子物质对膜的吸附、沉积、堵塞等行为,可以采用 XDLVO 理论等模型来分析膜污染的机制。

膜污染的调控:中药膜污染形成是一个动态变化的过程,规模化应用中应采用"阈值通量"进行膜污染的计算,进而采用"三调变"新策略,即:调变膜材料表面性质、调变中药溶液环境、调变膜过程运行参数来进行污染防治。在膜材料的选择中,可以采用亲水改性、表面涂层等方法提高膜的抗污染性能。实际工业化大生产中,可以采用超声波清洗、酶洗等方法提高膜清洗效率。

3. 膜分离工艺优化

为了提高中药膜分离技术的效率和经济效益,需要对膜分离工艺进行优化。理论上,可以通过传质理论、流体力学等建立数学模型,预测中药溶液环境对膜分离性能的影响,为膜材料的选择和工艺参数的优化提供理论指导。

实际应用中,主要从以下两个方面对工艺进行设计和优化。

膜分离工艺的设计: 采用响应面法、遗传算法等方法来寻找最佳的操作参数,确定操作压力、流速、温度、清洗频率等,同时对膜通量、目标小分子透过率、高分子截留率、膜污染程度等参数随时间变化进行预测,优选膜材料、膜组件与膜装备。

规模放大与优化: 可以采用经验放大法、数学模型放大法等方法,对实验室规模的膜分离工艺进行放大,从小规模逐级放大到工业生产规模,并保证放大后的过程稳定可靠。逐级放大过程中,对膜材料、膜组件与膜装备进行再优选,确保工艺稳定、可行。

(三)应用案例

1. 步长药业:超滤技术去除丹红注射液热原

丹红注射液是步长药业的拳头产品,其生产过程中需要严格控制热原含量。传统热原去除方法存在效率低、成本高等问题。步长药业采用超滤技术去除丹红注射液中的热原,取得了显著效果,见图 2-17。

技术方案: 选用截留分子量适宜的超滤膜,对丹红注射液进行过滤,有效去除热原,同时保留有效成分。

应用效果: 超滤技术可有效去除丹红注射液中的热原,热原去除率高,产品质量符合药典标准。

经济效益: 超滤技术简化了热原去除工艺,降低了生产成本,提高了生产效率。

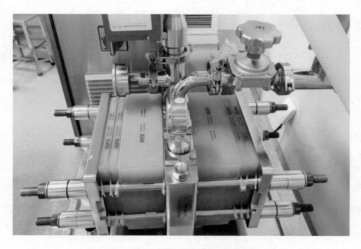

图 2-17 超滤膜组件应用场景

2. 劲牌酒业:膜集成技术制备药酒

劲牌酒业是国内知名的药酒生产企业,其产品以优质的药材和独特的酿造工艺著称。劲牌酒业采用膜集成技术制备药酒,实现了药酒生产的绿色化、高效化,见图2-18。

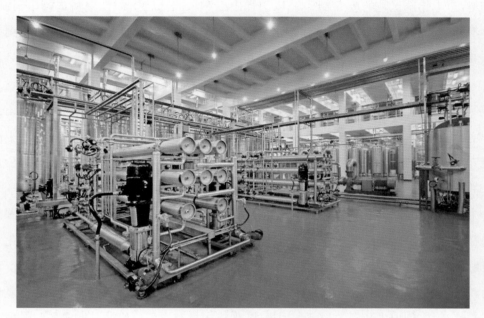

图2-18 膜工艺应用场景

技术方案:将微滤、超滤、纳滤等膜分离技术组合,形成膜集成工艺,用于药酒生产过程中的固液分离、澄清、除菌、浓缩等环节。

应用效果:膜集成技术有效提高了药酒的澄清度、稳定性和口感,同时降低了生产能耗和环境污染。

经济效益:膜集成技术提升了药酒品质,降低了生产成本,增强了产品竞争力。

二、中药资源循环利用技术

(一) 概述

近年来,我国以消耗中药及天然药物资源为特征的资源经济产业得到快速发展,社会贡献率强劲增长,中药资源产业的贡献率已占全国医药产业总额的1/3份额。然而,分析其经济生产方式和发展模式,大多生产企业仍属于大量生产、大量消耗和大量废弃的传统生产方式。依赖于自然生态提供的宝贵天然药物资源或是通过占有大量的生产力要素生产的药材,其利用率平均低于30%,约70%的剩余物和副产物被作为废物排放或简单转化为低附加值产品[18]。

据初步统计,目前我国300余种常用中药材依靠人工生产供给,种植面积达4 500余万亩,药材生产过程每年直接产生非药用部位4 000万～5 000万吨,加之药材及饮片加工下脚料,产生年逾亿吨的废弃物[19]。以消耗中药和天然药物资源性原料进行中药制药、多类型健康产品、配方颗粒、标准提取物等深加工产业化过程年产生固体废弃物及副产物高达5 000余万吨,液态废弃物达数亿吨。由此造成中药资源的严重浪费和给生态环境带来巨大压力[20]。

然而,传统处理方式往往将这些废弃物直接丢弃或焚烧,不仅造成资源浪费,还会带来环境污染问题,与绿色发展理念相悖。中药资源循环利用是指将中药生产过程中产生的废弃物进行回收、加工和再利用,以实现资源的充分利用和环境保护,是践行绿色发展理念的重要举措[21]。

中药资源循环利用的理念为基于中药废弃物及副产物类型多样、组成复杂、资源化利用途径多元等特点,揭示其多途径、多层次资源化价值和潜在利用价值,并有效转化为中药资源循环经济产业链全过程[22]。大量的实践表明,将非药用部位、废弃物及副产物转化为新医药及健康产品、新资源药材、纤维素酶、低聚糖、生物乙醇、生物炭及炭基复合肥等资源性产品,创建中药资源循环利用模式,形成一批有实用价值的科技成果和突破一批共性关键技术,推广应用形成综合效益显著增加、资源浪费与环境压力显著减少的"一增一减"绿色发展样板,为推动我国中药产业提质增效、绿色发展,促进生产方式与发展模式的转变探索出一条可复制、易推广的有效途径[23]。

（二）技术体系

1. 中药固废资源化循环利用技术

用于中药固废无害化、资源化处置的生物转化、化学转化和物理转化三类技术,在济川药业集团有限公司、步长集团、天士力集团等中医药龙头企业逐步推进清洁生产和零排放[24],见图2-19。

（1）中药固废的热解技术。如何处理中药生产过程所得药渣高含水,是再利用技术的瓶颈。选择适宜的装备,对高含水药渣进行热解炭化,可以实现减排增效。该工艺应用于步长集团,以稳心颗粒药渣处置为例,制备获得清洁燃气、生物炭等资源性产品,所产生的清洁燃气/蒸汽为工业生产提供清洁能源,热解碳化/气化后的生物炭作为复合有机肥料用于中药种植;年减少药渣排放近10万吨,节约药渣清运和处理费用达400万元,经济、社会和生态效益显著[25]。

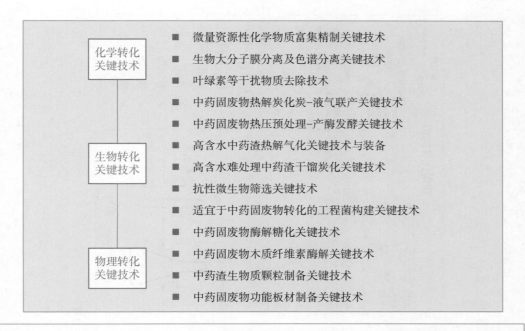

生物转化关键技术体系

（1）抗性微生物筛选及工程菌构建单元
➤ 创新发现并构建多类型高抗逆性高产菌株25株（授权专利5项）

（2）产酶发酵-酶解糖化一体化生产技术与装备单元
➤ 实现了一条生产线同时创制功能酶、低聚糖、工业乙醇等多类型产品（授权专利8项）

化学转化关键技术体系

（1）酶解释放-膜/色谱分离单元
➤ 突破非药用部位资源性成分富集纯化的高效低耗绿色技术（授权专利13项）

（2）热解炭化炭-液-气联产单元
➤ 自主设计热解炭化机组两套
➤ 突破高含水药渣热解气化难题（授权专利5项）

物理转化关键技术体系

（1）功能性板材制备技术单元
➤ 实现天然植物胶黏合、抑菌功能性板材绿色制备成型技术（授权专利2项）

（2）高含水药渣生物质颗粒制备技术单元
➤ 突破高含水药渣热压成型技术，有效提高热值（授权专利1项）

图 2-19　用于中药固废资源化循环利用的 3 类技术

　　（2）中药固废高值转化技术。中药加工过程固废、中成药生产过程醇沉固废，均是极难处置的废弃物。采用上述三类技术进行转化再利用，在银杏、山楂、丹参、菊、芪等 20 余种中药材品种进行实践，为农业、健康产业提供了饲料、产品原料等 50 余种。如从丹参药渣中富集制备得到丹参酮，作为医药/化工原料；利用色谱分离—超滤/纳滤串联技术从丹参醇沉固废中分离制备水苏糖，作为高品质医药原料；丹参药渣经产酶发酵、酶解糖化，转化形成纤维素酶、低聚糖、生物乙醇等资源性产品 5 种；对丹参茎叶固废的质量标准进行研究，制定的药材标准作为新资源药材收录于《陕西省药材标准》。

　　图 2-20 是中药固废生物转化工艺流程，该流程采用药效物质结构鉴定的液相质谱

中药产业新质生产力关键技术与应用场景蓝皮书

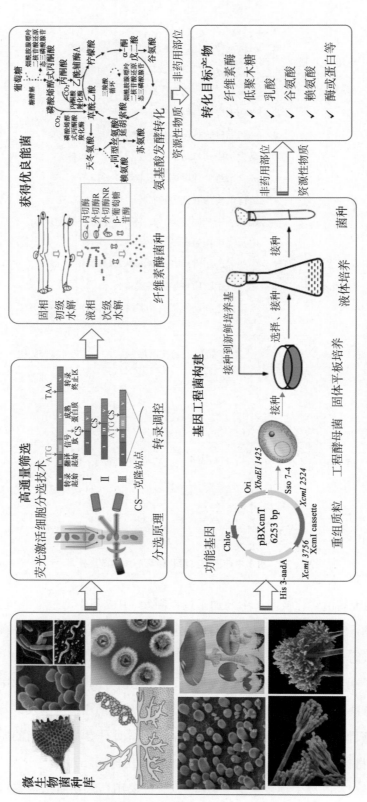

图 2 - 20　中药固废生物转化工艺流程

技术、药效物质筛选活性的高通量技术、废弃物液体发酵技术、新型菌种筛选的基因筛选技术等，推进了新型技术的产业化应用。

应用于畜牧种植农业的多源废弃物固碳、负碳技术有以下几种。

含抗菌、抗病毒等药效作用中药固废替代氮肥的减排技术：具有抗菌、抗病毒药效的菊花、金银花、丹参等药渣经发酵制备含纤维素酶炭基复合肥，还田施用，有效改善土壤物化特性和连作障碍，产业化推广应用于陕西省、甘肃省、内蒙古自治区、宁夏回族自治区等的中药材种植基地。

含抗菌、抗病毒等药效作用中药固废的畜禽肠道甲烷减排技术：具有抗菌、抗病毒药效的黄连、黄芩等药渣、醇沉固废分离获得含生物碱、黄酮类及倍半萜类等物质，用于制备畜禽肠道微生态平衡调理剂等资源性产品，通过饲料添加，调控日粮营养结构，降低动物肠道甲烷排放，产业化推广应用于江苏洋宇生态农业有限公司的养猪场、上海光明奶牛场饲养基地、南京农业大学家禽养殖基地。

中药渣高效发酵技术：中药渣含有特殊抗菌、抗微生物成分，微生物菌株失活是发酵的瓶颈技术。经过对 2 万余株微生物的系统筛选，发现了草酸青霉、里氏木霉、尖孢镰刀菌 3 种类型 25 株高抗性微生物，经训化、诱导构建形成专用工程菌，可有效耐多酚、生物碱等中药特有抑菌性物质，并在醇、酯等有机溶剂残留情况下仍可繁殖转化。目前已实现丹参、甘草、黄芪、菊等 20 余种药渣的产酶发酵—酶解糖化一体化生产，产业化推广应用于江苏洋宇生态农业有限公司。

中药储能材料制备技术：中药在种植、采收、加工及制药过程中产生的废弃物包括非药用部位、药渣以及水提醇沉固体等。与活性部位相比，这些废弃物中所含有的活性效成分非常低，主要由木质纤维素及大分子的糖和蛋白质等组成。制备新能源储能设备用碳材料是实现中药废弃物资源循环利用非常高效且附加值高的一条途径。目前，生物质因为原料来源广泛、成本低等原因逐渐成为制备储能碳材料的主流原料。

中药废弃物体量庞大，但是与单一组成来源的生物质如秸秆、椰壳、果壳等相比，其组成成分复杂，难以有效开发利用。因此，通过热解耦合活化技术，将其转变为高性能碳材料。热解碳化对原料组成及物化性能等要求较低，可以大规模转化、消耗中药废弃物。与普通生物质相比，中药渣组方一般较稳定，可以保证制备的超级活性炭在性能、批次间稳定。

生物质热解过程中会生成固体—液体—气体 3 种产物，固体即生物炭，可活化制备超级活性炭；挥发性成分中可冷凝部分是酸性的生物质提取液——木醋液，这部分液体成分复杂，具有杀菌等功效；热解过程中产生的不可凝性气体，则可以用来发电或供热，见图

2-21。通过这样的转化过程,中药废弃物实现了全价值、无污染与零排放[26]。

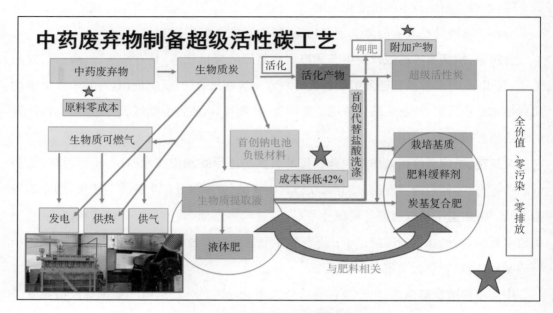

图 2-21　中药废弃物制备储能碳材料工艺路线

2. 中药液废资源化循环利用技术

中药液体废弃物,是指在中药材、中药饮片、中药提取物、中药成品制剂规模化生产过程中产生的液体废弃物。包括上述中药生产过程中排放的废水、中间体生产过程中排放的含有大量醇类、醛类等有机溶剂的废液或其冷凝液、不符合中药制剂质量标准的液体中间体、成品等,简称中药液废。

中药液体废弃物循环利用,是指为降低环境污染,同时为提高中药资源使用效率,根据中药液体废弃物的来源及内容物的化学结构、含量等组成特征,应用分级处置的技术手段将其进行无害化降解、资源化转化再利用的过程。

依据中药液体废弃物的来源及内容物的化学结构、含量等组成特征,依据无害化降解、资源化转化再利用的分级处置目标,将中药液体废弃物进行分级,见表 2-1。

表 2-1　中药液体废弃物参考分级标准及其组成特征

参考分级	分 级 标 准	组成特征	对应表类型
Ⅰ级液废	COD≤500,BOD≤100,氨氮≤40。其他如 pH、色度、悬浮物、动植物油、总氮、总磷、总有机碳、总氰化物、急性毒性、总汞、总砷等未明显超标,简单生化处置或物理法处置后可达标排放(GB 21905,GB 21906)	COD 较低,有机物含量少,水污染物含量低	前处理液体废弃物,提取液体废弃物

参考分级	分级标准	组成特征	对应表类型
Ⅱ级液废	$500 \leqslant COD \leqslant 1 \times 10^5$，$BOD/COD \geqslant 0.5$。 其他如 pH、色度、悬浮物、动植物油、总氮、总磷、总有机碳、总氰化物、急性毒性、总汞、总砷等经过处置后可达排放标准（GB 21905，GB 21906）	COD 浓度中等，B/C 比高，可生化性强	分离与精制液体废弃物
Ⅲ级液废	$500 \leqslant COD \leqslant 1 \times 10^5$，$BOD/COD < 0.5$。 其他如 pH、色度、悬浮物、动植物油、总氮、总磷、总有机碳、总氰化物、急性毒性、总汞、总砷等经过处置后可达排放标准（GB 21905，GB 21906）	COD 浓度中等，B/C 比低，可生化性较差	浓缩液废，其他液废，集中排放液体废弃物
Ⅳ级液废	$COD \geqslant 1 \times 10^5$，残留药效物质含量较少，且具有明显抑菌/抗菌活性。 其他如氨氮、pH、色度、悬浮物、动植物油、总氮、总磷、总有机碳、总氰化物、急性毒性、总汞、总砷等经过处置后可达排放标准（GB 2190，GB 21906）	COD 浓度高，含有机物多，残留药效物质表现出明显抑菌/抗菌活性	分离与精制液体废弃物
Ⅴ级液废	$COD \geqslant 1 \times 10^5$，残留部分药效物质含量少，残留药效物质未见明显抑菌/抗菌活性。 其他如氨氮、pH、色度、悬浮物、动植物油、总氮、总磷、总有机碳、总氰化物、急性毒性、总汞、总砷等经过处置后可达排放标准（GB 21905，GB 21906）	COD 浓度高，含有机物多，但残留药效物质少，COD 的组成多为还原糖、醇、多糖类成分，多见于浓缩工段的废液	分离与精制液体废弃物
Ⅵ级液废	$COD \geqslant 1 \times 10^5$，残留部分药效物质单一含量 $\geqslant 5 \, mg/mL$，或有效部位含量（如总生物碱、总有机酸等）$\geqslant 20 \, mg/mL$。 其他如氨氮、pH、色度、悬浮物、动植物油、总氮、总磷、总有机碳、总氰化物、急性毒性、总汞、总砷等经过处置后可达排放标准（GB 21905，GB 21906）	COD 浓度高，含有机物多，富含残留药效物质，多见于醇沉或浓缩工段的废液	分离与精制液体废弃物
Ⅶ级液废	挥发油提取工段产生的废液。COD 一般 >600。 其余指标依据各工厂、提取药材的不同，是否使用有机溶剂萃取具有差异。经过处置后可达排放标准（GB 21905，GB 21906）	为油水混合物，或者包含部分有机溶剂的油水混合物	挥发油提取液体废弃物

依据不同来源、不同中药液体废弃物中内容物的化学结构、含量等组成特征，应在分级处置前进行预处理。主要包括以下几种处理技术。

固液分离预处理：部分液体废弃物中含有固体废弃物、泥沙等。在进行处理前可使用格栅、筛网、撇渣、除沙等操作进行固液分离，也可加入适当的絮凝剂沉淀固体物质。

pH 调节预处理：中药规模化生产中，由于经过不同的提取工艺（如酸提、碱提）或纯化工艺（酸沉、碱沉等），中药液废中可能含有酸、碱物质。pH 过高或过低的中药液废在处理前可进行 pH 的调节，建议 pH 调节至 5～9，再进行进一步的处理。

增加可生化性预处理：可生化性较差的中药液废，可通过水解酸化、臭氧氧化、电解、混凝等操作提高废液的可生化性。

稀释处理：COD 较高的中药废液难以直接进行生物降解，可在处理前将无回收价值的高浓度废液与低浓度废液浓缩后干燥处理再进行生化降解。

吸附处理：特殊加工工段的中药液废，含有可进行直接利用的成分。可在处理前加入活性炭、生物炭等吸附剂，对该类成分进行特异性吸附，便于回收利用，同时降低中药液废的 COD 再进行进一步的处理。

经预处理后的中药液废，可以对照表 2-1 进行分级处置，见图 2-22。

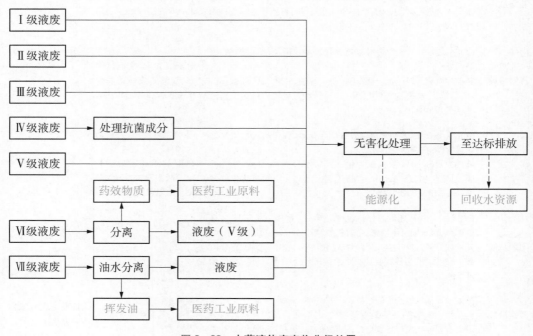

图 2-22　中药液体废弃物分级处置

Ⅰ级液废：简单生化处置或物理法处置。制药企业可根据自身特点选择生化法、混凝法、膜分离法、高级氧化法、筛分法及沉淀法等方法进行处理，经处理后应符合 GB 21905、GB 21906 的排放标准。

Ⅱ级液废：综合生化处置。应采用水解酸化法、臭氧氧化法、Fenton 法等进行预处理，提高其可生化性；在其 B/C 比＞0.4 后，可依照制药企业自身特点进行处理，经处理后应符合 GB 21905、GB 21906 的排放标准。

Ⅲ级液废：综合生化处置。制药企业可根据废液特点以及自身技术特点进行好氧处理、厌氧处理等，直到达到 GB 21905、GB 21906 的排放标准。

Ⅳ级液废：此类液废在进行处理时应培养驯化具备耐受/消解抗菌活性成分的活性污泥。若抑菌/抗菌成分含量过高，导致难以培养耐受抗菌活性成分的活性污泥，可考虑将抗菌活性成分进行光催化氧化、电催化氧化、Fenton 氧化、电解等方法处理后再进行进一步生化处理。在进行处置时,制药企业应结合自身液体废弃物的特点,自身生产流水线的特点以及处置成本进行无害化处理。

Ⅴ级液废:此类液废预处理后可依照制药企业自身特点进行生化处理、无害化处理,使其达到 GB 21905、GB 21906 的排放标准。

Ⅵ级液废:此类液废建议单独收集,单独处理。可依据残留药效物质的特点、物理化学性质,通过膜集成技术、调节溶液环境、电渗析等分离技术进行结合,将残留的药效物质进行富集和回收,再依照制药企业自身特点进行生化处理使其达到排放标准。

Ⅶ级液废:此类液废中的挥发油具备回收价值,可通过气浮法、离心分离法、膜分离法对其中的挥发油进行富集和回收;经过挥发油回收的出水 COD 大幅降低,常见可降至 80以下,达到排放标准;若部分制药企业采用有机溶剂萃取法,则此部分液废中还含有部分有机溶剂,可通过蒸汽渗透、膜蒸馏技术进行处理,回收有机溶剂/挥发油,达到资源综合利用的目的。

(三)应用案例

1. 蒲地蓝消炎口服液的废水全值利用

背景:蒲地蓝消炎口服液生产过程中产生大量废水,其中含有高浓度的黄芩苷,直接排放不仅造成资源浪费,还会对环境造成潜在危害[27]。

技术方案:采用两步超滤法和酸沉淀法,对蒲地蓝废水进行处理,回收其中的黄芩苷。首先,采用孔径为 50 kDa 的超滤膜去除废水中的大分子杂质,并将黄芩苷浓缩。然后,采用孔径为 5 kDa 的超滤膜进一步浓缩黄芩苷。最后,采用酸沉淀法将黄芩苷从浓缩液中析出,并进行干燥得到黄芩苷提取物,见图 2-23。

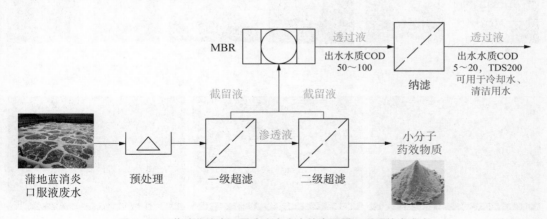

图 2-23 蒲地蓝消炎口服液生产废水的资源循环利用技术方案

应用效果：该技术方案可以有效回收蒲地蓝废水中的黄芩苷，回收率可达89%，产品纯度高，具有良好的经济效益和社会效益。

2. 中药渣制备燃料醇-生物油-功能性碳材料等固碳产品

从资源经济学角度来看，中药原料生产和加工过程产生的废弃物是一类具有特殊形态和蕴含着巨大利用潜力的固体废弃物，充分有效地将其加工转化不仅合理有效发掘利用其资源价值、减少环境污染，且对改善中药材种植及加工基地生态环境等均具有十分重要的社会、经济和生态效益[28]。以中药废弃物为主要原料，制备生物质炭，同时联产生物质可燃气、生物质提取液（活性有机物和焦油）三相产品，不仅可有效消耗中药药渣等中药废弃物，降低环境承载压力，同时也制备生物质炭、可燃气、生物质液体等资源性产品，实现中药资源产业的循环经济发展。通过工艺革新实现炭—液—气联产，有效提升产品品质。红核妇洁洗液年销售超2亿元，同时联产热解气和生物炭，热解气燃烧产热不仅实现了企业能源自给，且延伸产生系列生物炭产品，有效提升了资源利用效率和效益，为山楂主产区果农增收和地方经济发展做出了重要贡献。

采用生物工程耦合—全组分化学工程路线，先后以中药文冠果、大枣及丹参的非药用部位及废弃物——文冠果种皮、劣质大枣以及丹参花为原料，制备了多孔碳材料，并应用于超级电容器中[29-32]，以丹参茎叶、酸枣壳等为原料制备超级电容炭的工艺技术已经通过了百公斤级的放大试验[33]，见图2-24。研究结果显示，以这些中药废弃物制备的多孔碳材料，具有优异的超级电容性能，表明中药废弃物是制备超级活性炭的理想原料，这也是实现中药废弃物高值化资源循环利用的理想途径之一[34]。

  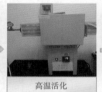

果核、种皮等　　水热碳化　　生物炭　　高温活化　　纳米多孔炭　　催化、储能等

中药废弃物资源的碳材料制备过程

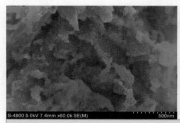 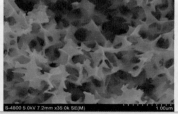 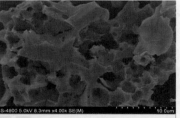

中药废弃物资源的碳材料微观结构表征（纳米级、多孔）

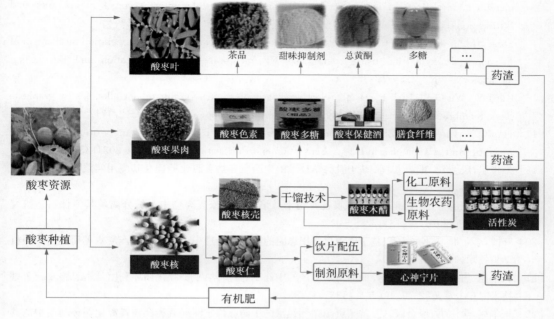

图 2-24　中药药渣的固碳、负碳等产品生产案例

参考文献

[1] 徐南平,赵静,刘公平."双碳"目标下膜技术发展的思考[J].化工进展,2022,41(3):1091-1096.

[2] 朱华旭,郭立玮,李博,等.基于"中药溶液环境"学术思想的膜过程研究模式及其优化策略与方法[J].膜科学与技术,2015,35(5):127-133.

[3] 郭立玮,朱华旭.基于膜过程的中药制药分离技术:基础与应用[M].北京:科学出版社,2019.

[4] 朱华旭,唐志书,潘林梅,等.面向中药产业新型分离过程的特种膜材料与装备设计、集成及应用[J].中草药,2019,50(8):1776-1784.

[5] Liu H B, Li B, Guo L W, et al. Current and future use of membrane technology in the traditional Chinese medicine industry [J]. Separation & Purification Reviews, 2021:1995875,1-19.

[6] 徐南平.面向应用过程的陶瓷膜材料设计、制备与应用[M].北京:科学出版社,2005.

[7] 郭立玮.中药分离原理与技术[M].北京:人民卫生出版社,2010.

[8] 潘永兰.中药水提液无机陶瓷膜膜污染基础数据库的建立及数据的关联分析[D].南京:南京中医药大学,2009.

[9] 徐南平,李卫星,邢卫红.陶瓷膜工程设计:从工艺到微结构[J].膜科学与技术,2006,26(2):1-5.

[10] 范益群,漆虹,徐南平.多孔陶瓷膜制备技术进展[J].化工学报,2013,64(1):107-115.

[11] 王景涛.膜微结构调控与质子传递过程强化[D].天津:天津大学,2011.

[12] 邢卫红,仲兆祥,景文珩,等.基于膜表面与界面作用的膜污染控制方法[J].化工学报,2013,64(1):173-181.

[13] Liu H B, Tang Z S, Cui C L, et al. Fouling mechanisms of the traditional Chinese medicine in ultrafiltration [J]. Desalination, 2014(354):87-96.

[14] Zhang Y, Huang M C, Wang Q S, et al. Insights into the penetration of PhACs in TCM during ultrafiltration: Effects of fouling mechanisms and intermolecular interactions [J]. Separation and Purification Technology, 2022(295):121205.

[15] Huang M C, Han Q Y, Chen Y X, et al. Role of competitive effect in the separation mechanism of matrine and oxymatrine using commercial NF membranes [J]. Separation and Purification Technology, 2023(323):124384.

[16] Cui J Y, Wu Q L, Li F F, et al. Selective separation of structurally similar alkaloids by graphene oxide membranes [J]. Separation and Purification Technology, 2024(347):127474.

[17] Han Q Y, Chen Y X, Zhang Z Y, et al. Unveiling the impact of self-assembly on ultrafiltration: Insights from salvianolic acid B [J]. Separation and Purification Technology, 2024(354):128857.

[18] 朱华旭,段金廒,郭立玮,等.基于膜科学技术的中药废弃物资源化原理及其应用实践[J].中国中药杂志,2014,39(9):34-38.

[19] 刘双双,刘丽芳,朱华旭,等.超滤膜技术用于脉络宁注射液废弃物中多糖分离及其活性筛选研究[J].中草药,2016,47(13):2288-2293.

[20] 李博,李益群,濮均文,等.基于资源化利用思路的陶瓷膜处理中药脉络宁生产废水的研究[J].膜科学与技术,2017,37(6):107-113.

[21] 朱华旭,唐志书,段金廒,等.面向清洁生产的中药制药过程废水资源化循环利用基本思路及其关键技术[J].中草药,2017,48(20):4133-4138.

[22] 朱华旭,唐志书,段金廒,等.基于资源循环经济的中药脉络宁注射液废弃物资源化循环利用中的共性关键问题[J].中国现代中药,2017,19(12):1672-1676.

[23] 聂林峰,黄佳云,何成华,等.膜技术富集脉络宁注射液生产废水中小分子药效成分的工艺优化研究[J].中草药,2019,50(8):1804-1810,1817.

[24] 朱华旭,唐志书,李博,等.中药制药废水膜法零排放的特种膜材料设计关键技术与实现途径探讨[J].南京中医药大学学报(自然科学版),2020,36(5):579-583.

[25] 段金廒,宿树兰,郭盛,等.中药资源全产业链废弃物及副产物分级分类体系构建[J].中国现代中药,2022,24(10):1830-1839.

[26] 段金廒,宿树兰,郭盛,等.面向"双碳"目标的中药资源全产业链废弃物及副产物循环利用与循环经济产业发展策略[J].中国中药杂志,2023,48(17):4545-4551.

[27] Zhang X L, Ying R X, Chen X R, et al. A novel membrane-based integrated process for baicalin recovery from TCM Pudilan wastewater [J]. Journal of Water Process Engineering, 2023(53):103868.

[28] Xu J H, Qiu J Y, Chen X R, et al. Integrated A/O-MBR-NF process for treating high COD content wastewater from Traditional Chinese Medicine [J]. Journal of Environmental Chemical Engineering, https://doi.org/10.1016/j.jece.2024.113264.

[29] Zhang Y L, Li S Y, Tang Z S, et al. Xanthoceras sorbifolia seed coats derived porous carbon with unique architecture for high rate performance supercapacitors [J]. Diamond and Related Materials, 2019(91):119-126.

[30] Zhang Y L, Sun C, Tang Z S. High specific capacitance and high energy density supercapacitor electrodes enabled by porous carbon with multilevel pores and self-doped heteroatoms derived from Chinese date [J]. Diamond and Related Materials, 2019(97):107455.

[31] Zhang Y L, Tang Z S. Waste Xylose Mother Liquor Derived 3 D Graphene-Like Porous Carbon with Ultrahigh Specific Capacitance and Energy Density for Supercapacitors [J]. ChemistrySelect, 2019(16):2732-2735.

[32] Zhang Y L, Tang Z S. Porous carbon derived from Chinese medicine waste for supercapacitor electrodes with ultrahigh specific capacitance and excellent energy density [J]. Waste Management, 2020(106):250 - 260.

[33] Zhao Z Y, Tang Z S, Zhang Y L. Discarded dates as a sustainable source to prepare porous carbon-aerogel with multiple energy storage functions [J]. Industrial Crops and Products, 2021, 170 (9):113772.

[34] Liu Y Q, Zhang Y L. Pyrolysis combined with KOH activation to turn waste apple pruning branches into high performance electrode materials with multiple energy storage functions [J]. Journal of Analytical and Applied Pyrolysis, 2024(183):106763.

第四节

中药质量控制关键技术

一、中药多成分整体质量分析技术

中医药现代化是实现健康中国战略的重要支撑。历经几千年的中医药学依然生机勃勃，是中华文明的重要载体，是中华民族智慧的结晶。习近平总书记指出：要遵循中医药发展规律，传承精华，守正创新，加快推进中医药现代化、产业化，推动中医药事业和产业高质量发展，推动中医药走向世界，充分发挥中医药防病治病的独特优势和作用[1]。自2016 年，国务院陆续印发《中医药发展战略规划纲要（2016—2030 年）》《中共中央 国务院关于促进中医药传承创新发展的意见》《中医药振兴发展重大工程实施方案》和《"十四五"中医药发展规划》等，对未来中医药高质量发展做出战略部署和全局谋划。

古老的中医药要焕发出青春就是要靠守正创新，守正就是传承精华，创新就是要运用其他学科先进的技术方法让古老的中医药达到当代先进的科技水平，更好地服务于中国人民，甚至世界人民，这就是中医药现代化的宗旨[2]。中药质量控制是迈向中药现代化的重要基石。中药作为人们防病治病的常用药物，在维护人类健康方面发挥着重要作用。但中药由于多成分、多靶点、多通路的特点，其质量控制成为中医药行业的热点和难点。此外，中药由于来源广泛、产地繁多、成分复杂以及加工方法、采收时节甚至掺假伪劣等诸多因素的影响，加剧了质量控制的难度。中药质量控制水平可直接影响用药的有效性和安全性，而传统的质量评价方式主观性较强，分析角度较为局限，应多结合现代分析技术对中药质量进行客观评价，深入分析中药成分，为中药质量控制提供更加精准、详细的依据，提升中药质量控制水平。目前，针对中药多成分、多靶点质量控制技术主要有：指纹图谱检测技术、一测多评法（quantitative determination analysis of multi-component by a single-marker,

QAMS)、网络药理学、谱效关联法、质量标记物（quality marker，Q-marker）、多维整体策略及人工智能。

（一）指纹图谱检测技术

中药药物成分较为复杂，主要分为有效成分、毒性成分，有效成分分为化学成分和生物活性成分，是中药质量控制的重要生化指标。目前对于中药药物成分鉴别的指纹图谱检测技术主要包括色谱技术（高效液相色谱、超高效液相色谱、多波长融合指纹图谱、全二维图谱、液质联用、气相色谱、气质联用和标准物质替代测定法等）和光谱技术（紫外光谱、近红外光谱、荧光光谱、拉曼光谱、激光诱导击穿光谱、太赫兹光谱等），见表 2-2。其中，高效液相色谱法和气相色谱法是目前应用最为广泛的中药药物成分检测技术。张娜等通过构建高效液相色谱结合化学模式识别实现了对中药断血流中六种成分（木樨草苷、橙皮苷、迷迭香酸、蒙花苷、槲皮素和醉鱼草皂苷Ⅳb）的定量检测[3]。该测定方法稳定可靠，可用于中药材多成分的质量评价。左军凤等研究通过分析气相色谱法测定中药制剂中挥发性成分含量发现，该检测方法测定效果良好，具有极高的准确性，且具有重复检测的优势，可为临床评估中药药性提供客观依据[4]。同时，气相色谱法还可以测定残留在中药上的农药等化合物，进而甄选品质更好的中药，可提升中药质量控制水平。气质联用技术是气相色谱和质谱技术的融合，是目前分离和检测复杂化合物的最有效分析技术之一。采用该技术对 15 批藿香正气口服液进行测定，并对 9 个化合物进行质量控制研究[5]。该方法稳定、可靠，对藿香正气口服液质量控制和保证真实性具有重要意义。液质联用技术是一种以液相色谱作为分离系统、质谱为检测系统的分析技术，王焕军等应用该技术对中药制剂清血八味片中的化学成分鉴别发现，该方法可有效分离和识别中药制剂中的化学成分，为临床评估中药质量提供有效依据，提高临床用药的合理性[6]。

表 2-2　指纹图谱检测技术应用

	分析测定方法	研究内容	文献
色谱	HPLC	指纹图谱，批间一致性，筛选质量差异标志物	[7]
	UPLC	定量指纹图谱，筛选质量差异标志物含量测定	[8]
	HPLC-多波长	定性和定量检测	[9]
	全二维色谱	检测多种化合物，成分表征	[10]
	UPLC-MS	潜在质量标志物综合表征，成分定量	[11]
	GC	指纹图谱，定性半定量分析	[12]
	GC-MS	定性半定量分析，测定挥发油成	[13]
	标准物质替代测定法	多成分含量，均匀性和稳定性评价	[14]

分析测定方法	研究内容	文献
紫外光谱	智能光谱分析,快速评估质量	[15]
近红外光谱	生产过程关键参数和批间一致性监测	[16]
荧光光谱	超分子传感器阵列评估批次质量一致性	[17]
拉曼光谱	辨析特征峰	[18]
激光诱导击穿光谱	多种元素特征图谱库,辨识潜在元素标志物	[19]
太赫兹光谱	研究药品稳定性	[20]

光谱

(二) 一测多评法

中药多指标成分同步质量评价模式对于中药现代化的发展起着重要作用。一测多评由王智民等[21]于 2006 年首次提出,是一种高效、简便的测定方法,适合中药特点的多指标质量控制评价。该方法利用在样品中各活性成分之间的关系,仅选定 1 个化学成分(内参物,通常为典型成分且对照品价低易得),经严格的方法学考察,建立内参物与其他多种成分间的相对校正因子,实现多个同类成分含量的测定。2010 年版《中国药典》首次收录 QAMS 法,但该方法仅限应用于黄连。该方法克服了对照品紧缺,多指标测定费用高等问题,已被广泛应用于多种中药质量评价的研究中,如在 2020 年版《中国药典》中,QAMS 法的应用已拓展至中药饮片、提取物及制剂等。孙立秋等[22]建立同时测定艾叶中 7 个黄酮类成分(5-羟基-四甲氧基黄酮、芹菜素、高车前素、山奈酚、棕矢车菊素、异泽兰黄素、蔓荆子黄素)的一测多评含量测定方法。结果表明,建立艾叶中 7 个黄酮类成分的 QAMS 法准确、可行,可用于艾叶的定量分析及质量控制。此外,针对炙黄芪中主要指标成分及经蜜炙转化的特征乙酰基成分,建立 HPLC - PDA - ELSD 测定炙黄芪中 6 种异黄酮及 2 种三萜皂苷的分析方法以及 6 种异黄酮的一测多评方法[23]。结果显示,对来自 8 个厂家共 18 批炙黄芪进行检测,紫外检测的 6 种异黄酮的 QAMS 法与外标法的结果相近,相对误差绝对值均在 5% 以内,表明针对异黄酮类成分建立的 QAMS 法准确性良好。然而,张侠等[24]建立五味子 HPLC 特征图谱,采用一测多评法进行含量测定,评价其质量。结果显示,建立的五味子特征图谱和一测多评含量测定方法快速简便,稳定可靠,可为其质量控制和品质评价提供依据。

(三) 网络药理学

网络药理学研究建立在高通量组学数据分析、计算机虚拟计算及网络数据库检索基础上,围绕生物学、生物网络构建和分析、连接性、冗余性和多效性等进行药物有效性、毒性、代谢特性的揭示。网络药理学结束了"一个药物、一个靶标、一种疾病"为主导的传统药物研发模式,开启了一种多靶标与多种疾病间复杂网状关系的新研究模式,构建"成分—疾病—靶点"关系网,预测关键化学成分,再围绕其建立质量评价。李金笏等[25]构建了化学模式识别方法对滑膜炎系列制剂进行化学成分表征和差异性分析,将化学成分通过网络药理学构建"成分—疾病—靶点"关系网,最终预测出迷迭香酸、紫草酸、丹酚酸B、丹酚酸A、新落新妇苷、黄杞苷、壬二酸、丹酚酸C 8个成分可能为滑膜炎制剂的潜在质量标志物,为滑膜炎制剂的质量控制和作用机制研究的进一步研究提供了参考和依据。此外,杨莉等[26]采用高效液相色谱法、顶空固相微萃取—气相色谱法对枳壳多指标成分进行含量测定,然后对多指标成分进行靶点搜集和网络药理学分析,构建"成分—靶点—通路"网络,预测出 7 个候选的质量标记物。结果表明,建立多指标成分的色谱定量分析方法,结合网络药理学、分子对接技术和多变量统计分析用于湘枳壳种质资源品质评价,方法准确可靠。网络药理学不仅可以实现质量控制,还可以为中药质量标准提供技术支持。许世辉等[27]成功用网络药理学的方法构建制路路通"成分—靶点—通路"网络关系,结合分子对接,预测制路路通潜在的质量标志物。最终基于网络药理学与分子对接预测制路路通中的药理活性物质,建立制路路通质量标准。

(四) 谱效关联法

中药有效性是中药质量评价的核心,单一地通过化学分析检测指标成分的含量,并不足以全面反映中药的整体药效。2002 年,李戎等[28]创建谱效学关系,建立了化学成分和药效之间的桥梁,为中药的内在质量控制提供有效的方法。中药谱效关联主要程序包括建立指纹图谱、选择药效评价模式、选择分析方法。在谱效关联技术中主要运用色谱法、电感耦合、等离子体质谱法、紫外分光光度法等,对单味中药、中药复方制剂、中药饮片的抗菌、抗炎、抗氧化等方面进行谱效关联研究,通过离体细胞、细菌及在个体动物等生物活性评价模型,采用偏最小二乘法、灰色关联度法、相似性分析法、层次聚类分析法、主成分分析法及双变量分析法等方法,探究了中药的药效物质基础,为中药的质量控制提供了新的方法(图 2 - 25)。首先,原料药物经过粉碎、筛析等手段进行样品前处理;其次,采用色谱法、光谱法、质谱法等建立中药的指纹图谱,得到特征化学的色谱峰;最后,选用细胞、离体组织、器官或个体动物实验作为生物效应评价模型,对各峰所对应的化学成分进行分析,并通过灰色关联度法、相似性分析法、层次聚类分析等方法,判断中药中各色谱峰对药效的贡献大小,以此确定中药发挥药效的物质基础,阐明其作用机制,为其质量评估提供科学依据。

气相色谱法以气体为流动相,具有高效快速、高选择性、高灵敏度、样品用量少、方法

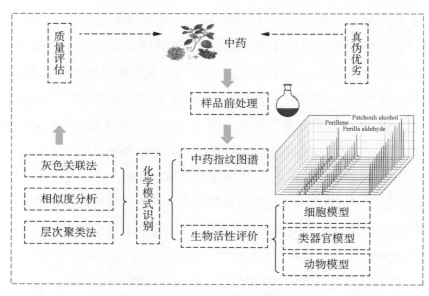

图 2 - 25　谱效关联流程图及原理

稳定性好等特点。挥发油是中药化学成分中的重要组成部分,具有一定的抗炎、抗菌等作用,气质联用可更好地用于挥发油的鉴定。刘昱等[29]基于该方法探究艾叶挥发油与抑菌效果的相关性,结果表明,樟脑和龙脑为艾叶挥发油抑菌活性的质量标志物,可为艾叶质量标准的建立提供依据。中药具有寒、热、温、凉四性,依据寒者热之,热者寒之的中医理论,药性在中医理论体系中具有重要意义。菊科植物苍术具有燥湿健脾,祛风散寒、发表、明目的作用,性味辛,具有一定的燥性,为探究其性味与挥发性成分的谱效关系,涂济源等[30]以大鼠日均饮水量、全血黏度、肾脏中水通道蛋白 2 量为苍术燥性效应药效指标,集合正交偏最小二乘法探究苍术挥发油燥谱效关系,结果表明,β-桉叶醇、马兜铃烯、异愈创木醇为苍术燥性物质基础,进一步阐述了成分与药效的关系,为中医守正创新提供了新的视角。此外,王莹等[31]用灰色关联分析探讨芍药甘草汤抗癫痫作用,指出芍药内酯苷、芍药苷、甘草苷等成分为其抗癫痫的物质基础。黄广伟等[32]结合偏最小二乘回归分析方法,发现芩苏胶囊抑菌药效是迷迭香酸、丹酚酸 B、苦参碱、汉黄芩素等多种化学成分对多种细菌共同发挥作用。刘肖雁等[33]结合网络药理学和入血成分鉴定,初步确定了芹糖甘草苷、芍药内酯苷和壬二酸为参枝苓口服液质量标志物,该方法具有快速分析及发现质量标志物的特点,对完善中药质量控制和评价方法具有重要意义。综上所述,以谱效关联进行的中药质量控制,在中药指纹图谱的基础上,研究色谱峰与生物效应之间的关系,是指纹图谱研究的更高阶段。

（五）质量标记物

为提升中药及其产品的质量标准，针对中药质量评价关联性弱、专属性差、系统性差、重复性研究等共性问题，刘昌孝院士于 2016 年创造性提出了质量标志物的新概念[34]，其所建立的思维模式和研究方法着眼于全过程的物质基础特有、差异、动态变化和质量的传递性、溯源性，有利于建立中药全程质量控制及质量溯源体系。在建立中药质量标准体系的过程中，应充分考虑到中药的特性，结合系统论和控制论的理论，进行综合评价。中药指纹图谱技术是一个非常合理的切入点，可以通过对中药整体特性的描述，建立适用于现代中药质量的标准，网络药理学基于中药"多成分、多靶点"的作用特点，能够在分子水平上通过实验手段阐明其作用机制，已广泛应用于单味药和复方药的治疗物质基础及多靶点作用机制的预测。近年来，围绕"中药 Q-Marker"核心概念，集成多学科、多技术、多方法的交叉融合，创新开展了许多探索性研究，逐步形成了"点—线—面"结合的研究方法和路径：如"蛛网"模式多指标评价新方法、"谱—效—代"关联 Q-Marker 研究路径、中医方证代谢组学 Q-Marker 研究路径及基于五原则的 Q-Marker 研究路径等。基于多维度信息整合的 Q-Marker 综合辨析见图 2－26。

基于"蛛网"模式的 Q-Marker 综合辨析"蛛网"模式作为一种多指标综合评价的可视化分析模型，通过对多成分、多指标、多个影响因素的综合分析，可有效解决中药安全性、有效性、质量可控性、稳定性研究中多指标综合评价问题，直观展现研究对象的整体状况或变化趋势，发掘关键的量变特征。杨静等[35]基于"蛛网"模式辨析 Q-Marker 的研究方法，系统开展了中药复方制剂化学物质研究和候选指标成分综合评价。以丹红注射液为例，从化学成分、质量标志物、质控方法 3 个层次，阐述了中药注射液 Q-Marker 辨析策略，构建"指标成分测定—活性评价相结合的双标准质量控制研究"，实现对丹红注射液的整体质量控制。Zhang 等[36]以含量、稳定性和活性的 6 个变量为基础构建了全新的整合"蛛网模式"，全面揭示了血府逐瘀胶囊的 Q-Marker。

基于代谢组学技术关联的 Q-Marker 综合辨析代谢组学作为中药复方药效物质基础和作用机制研究的新桥梁，能够通过定性定量分析，系统客观地评价机体内小分子代谢物的变化，应用该技术可进行专属性 Q-Marker 的筛选。刘肖雁等[37]建立基于"谱—效—代"关联的 Q-Marker 研究策略，以参枝苓口服液研究为例：通过谱效关系、网络药理学映射及入血成分鉴定等方法确立了多种药效活性成分，经综合分析，初步确定 Q-Marker 为芹糖甘草苷、芍药内酯苷和壬二酸，这种策略是一种快速分析及发现中药复方 Q-Marker 的有效方法。

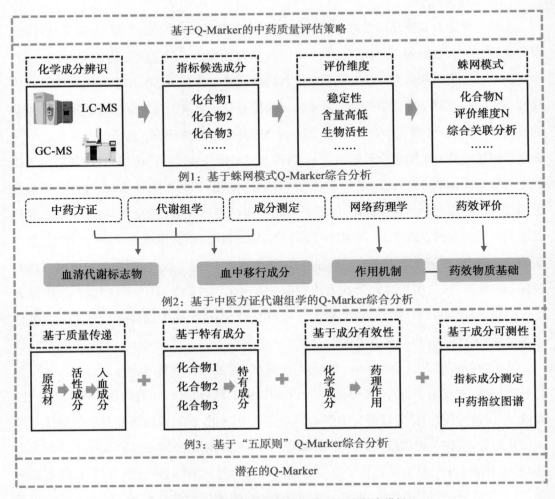

图 2-26　基于多维信息整合的 Q-Marker 综合辨析

　　基于"五原则"(有效、特有、传递与溯源、可测和处方配伍)的 Q-Marker 综合辨析,张铁军等[38]以疏风解毒胶囊为研究范例,从中药 Q-Marker 的完整性视角提供质量标质物的系统研究思路和方法:①制剂中的原型成分是质量控制的主要指标,其上溯药材源头,下延体内最终效应物质,通过对疏风解毒胶囊药材、制剂及血中移行成分的系统辨析明确了质量属性的传递过程;②疏风解毒胶囊由 8 味药组成,其中君臣佐使对应的虎杖、连翘、马鞭草、甘草 4 味药是入血成分的主要来源,对其成分的特有性和生源途径进行了分析研究;③通过谱效关系、网络药理学、基因组学、仿生技术和功能性受体结合等方法,研究了成分、药性和功效之间的相关性;④采用了整体动物药效模型、网络药理学、G 蛋白耦联受体结合实验,开展了基于复方配伍环境的 Q-Marker 研究;⑤"特有、有效、传递与溯源"是

Q-Marker 确定的基本要求，"成分可测性"是应用的必备条件，因此建立了疏风解毒胶囊高效液相色谱多指标成分含量测定及指纹图谱质控分析方法。张良琦等[39]基于 Q-Marker "五原则"理论，运用超高效液相色谱法找到紫苏潜在的质量标志物，并运用网络药理学方法对紫苏成分、靶点、通路进行整理分析，成功预测紫苏不同部位潜在 Q-Marker，以期为紫苏的作用机制和质量控制研究提供参考意义。此外，涂杨丽等[40]建立 25 批血必净注射液 HPLC 指纹图谱，共标定 30 个共有峰，通过化学模型识别（主成分分析和正交偏最小二乘法判别分析）处理，最终显示 10 个成分变量重要性投影值大于 1。采用网络药理学的方法分析得出包括色氨酸、洋川芎内酯Ⅰ和羟基红花黄色素等 9 个成分可能为血必净注射液潜在的质量标志物。

（六）多维整体策略

中医药现代化是实现健康中国战略的重要支撑，突破中医药系统性、复杂性等关键问题，构建符合中医药特点的中药质量评价体系是迈向中药现代化的重要基础，特别是中药复方制剂质量评价成为中药质量评价的主要挑战。面对挑战，基于多维整合策略的中药复方制剂质量评价研究方法应运而生，旨在更好地推动中药复方制剂的整合质量评价向科学化、多元化、可控化方向发展，服务中药产业高质量发展和新质生产力形成。

中药复方制剂具有多成分、多靶点、多通路的特点，其疗效是非线性的整体作用的结果[41]。在"成分—靶点—机制—疾病—功效—毒性—临床"各模块的研究中容易存在孤岛问题，缺乏整体性和系统性分析。近年来，一系列基于全生命周期管理、遵循中医药发展规律的中药注册用药学技术指导原则陆续出台，体现了质量源于设计、全过程质量控制、整体质量评价及分阶段研究的理念[42]，中药复方制剂质量研究遵循其具体要求。其中，《中药新药质量研究技术指导原则（试行）》提出要传统质量控制方法与现代质量研究方法并重，根据药物自身特点，运用物理、化学或生物学等现代研究方法分析药品的质量特征，研究质量特征的表征方法、关键质量属性、质量评价方法和量质传递规律，有效地反映药品的质量。《中药新药质量标准研究技术指导原则（试行）》阐述了中药质量评价研究应重点关注方向和具体要求：注重源头质量控制、量质传递；质量标准应能反映制剂质量，与药品安全性、有效性相关联；质量标准的"整体观"评价和控制，有必要探索开发有针对性的质量评价方法，替代或补充常规物理化学方法的局限性，特别是能关联临床疗效和安全性的质量评价指标，以表征中药整体质量。国家鼓励在质量研究过程中采用新技术、新方法进行探索性研究，与现行质量检测方法相互补充，提高中药质量可控性[43]。

中药复方制剂整合质量评价总体框架见图 2-27。将化学分析评价和生物活性评价

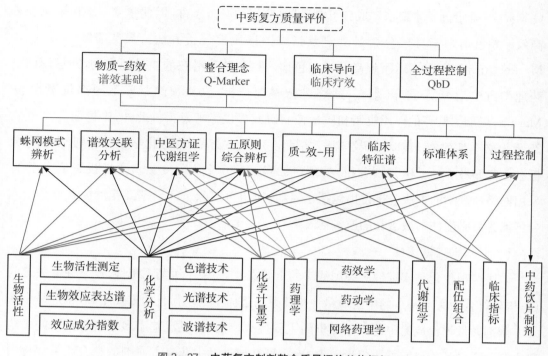

图 2-27　中药复方制剂整合质量评价总体框架

的研究方法与谱效关系评价、中药质量标志物整合质量评价、临床疗效评价、全过程质量控制评价等中药整体质量评价有机结合，并充分利用中医药配伍理论、化学计量学、网络药理学、代谢组学等学科的研究成果，开展基于"质量—药效—临床—生产"对应"物—效—用—控"四位一体的具有整合观的综合研究模式，从而推动中药复方制剂整合质量评价循序渐进，进入科学化、严谨化、可控化的良性发展格局。

（七）人工智能

随着现代化进程的推进，中药的质量评价与研发面临着新的挑战和机遇。中药的成分复杂、产地分散、生长环境、采收期、剂型等因素导致了中药内在质量和临床疗效的差异，也给质量控制带来了困难。传统的中药鉴定方法，如感官鉴定和简单的物理化学鉴定技术，已难以满足当前中药行业发展的需要。因此，中药研发过程中对现代科学技术的融合至关重要，比如利用分子生物学、基因组学、蛋白质组学等现代生物技术，结合化学分析、光谱学、色谱学等先进物质分析技术，同时应用计算机技术和人工智能，如机器学习和大数据分析等，来提升中药的质量控制水平和临床效果评价。

目前的中药质量评价体系存在不完善之处，传统的评价方法，如单一标记物的定量分析、超高效液相色谱法、中药指纹图谱技术以及代谢组学的应用等，虽然在一定程度上有其应用价值,但也面临着方法复杂、破坏性强、成本高昂等诸多问题。且市场上的中药掺假和伪造现象严重威胁了用药安全。因此,建立一个全面反映中药特征的质量评价系统是目前迫切需要解决的问题。人工智能技术的出现,为解决中药质量控制中的难题提供了新的可能性。例如,Guo 等[44]采用深度学习辅助的质量缺陷滤波器方法对植物化学成分进行研究,这比传统方法更智能,能够更高精度、更高效率地分类复杂物质中的多种植物源化学物质。该技术还成功应用于不同品种花椒的图像识别,准确率高达 99.35%,展现出快速准确聚类中药中不同物种的潜力。范丹君[45]提出了一种结合控制变量法和流形算法的方法来准确辨别中药材。该研究融合了辛味中药材的气味信息,使用局部线性嵌入算法和线性判别分析,对白术和其他类辛味中药材进行数据降维、特征提取和分类,取得了准确的分类结果。另外,Zhou 等[46]则是利用图像、气体和味道传感器量化药材特征,并通过支持向量机模型训练学习,建立了药材特征数据库。这一基于多传感器信息融合的药材分类和评级系统能够提供准确的分类和评级结果。

人工智能在中药质量评价体系中的应用,通过构建全面的中药质量评价电子源数据集,整合来自多个来源的数据,如药典、科研文献、临床数据及患者报告结果等,形成一个全面的中药电子源数据集。该数据集涵盖药材的产地、采集时间、加工方法、化学成分、药效等多维度信息。对非结构化数据进行自然语言处理转换为结构化信息,并确保数据符合统一标准,以便后续分析。此外,构建自动挖掘算法模型,采用机器学习算法,如卷积神经网络用于图像识别,循环神经网络用于序列数据处理,识别和提取有效特征。运用分类和回归模型,如支持向量机和决策树,识别中药成分与药效、安全性之间的关联模式,并预测质量评价结果。

此外,AI 可实现中药质量在线监控,采用实时分析技术,例如过程分析技术与 AI 模型结合,为药品生产过程中关键参数的监控提供了有力保障。这种集成技术确保产品在生产至临床试验阶段具有质量一致性。同时,引入图像识别技术以有效监督制药过程,自动化排除不符合标准的产品,大幅降低人为操作失误。在传统中药材鉴定领域,Sun 等[47]运用中红外和近红外光谱技术,研发了一种新颖的数据融合方法,以区分半夏及其 3 种相关品种或伪品。该方法在分类结果解释上具有直观性,以 100% 的准确率鉴别 4 类样本,效果优于单一光谱技术。Sun 等[48]通过运用小波压缩和间隔偏最小二乘法筛选特征波段,结合多种分类算法,构建了一种快速、无损、准确的中层次数据融合方法,用于辨识正品大黄与伪品。孙飞等[49]在姜半夏及其伪品光谱数据基础上,采用光谱偏最小二乘判别分析模型的潜变量进行数据融合,从而准确预测并优化样本在潜变量空间的分类效果。

杨诗龙[50]展示了基于气味信息和味道信息联合电子鼻和电子舌对川贝母粉及其掺假品进行鉴别的方法,数据融合后的正判率超过了单一电子舌的数据,并与电子鼻的鉴别能力相当。这些研究证实,通过高级数据处理和融合技术的应用,可以显著提高中药材鉴定的精确度和效率,为中药安全性和有效性提供有力保障。

总的来说,AI在中药应用中的利用正在逐渐成熟,特别是在中药的质量评价中发挥关键作用,并促进其与传统医学的融合。因此,AI在中药质量评价中具有广阔的应用前景和价值。通过克服挑战、加强合作、制定标准等措施,可以进一步推动AI在中药领域的应用和发展,为中药产业的现代化和国际化提供有力支持。

中药及其复方制剂质量评价研究在中医药传承和创新发展中发挥举足轻重的作用,通过关键技术的应用,迈向了更高水平的发展,但还需要克服诸多挑战,包括:①复方制剂品种质量标准体系存在不完善之处,很多活性成分及药效机制没有被充分揭示,缺乏有效的指标评价;②多组分固有属性给质量控制带来巨大挑战,产业链复杂,工艺改进及多环节监控优化空间广阔;③创新性评价技术多停留在实验室规模,与实际应用及产业化服务之间存在一定差距;④对复方制剂成分间相互作用的评估能力仍显薄弱;⑤目前临床疗效与活性成分相关性的研究还比较匮乏。建立现代化中药复方制剂质量评价体系是一项复杂的系统研究工程,需要践行整体性、精准性及系统性理念,通过多学科知识交互,多技术与方法共支撑的研究模式形成质量评价研究架构蓝图。加强整体性质量表征研究,多途径、多方法控制中药复方制剂质量,结合现代技术的"辨状论质"、定性定量相结合的质—量双标法、谱效关系法、基于网络药理学及代谢组学的Q-Marker法、多指标成分定量分析与生物效价相结合等新模式,多维度控制中药质量。重视新技术方法可落地性,判断检测方法是否符合中药质量控制要求,是否可以与实际生产应用相结合,特别是与中药智能制造的有机结合,促使中药产业提质增效、绿色发展。总而言之,坚持中医药的基本原则,遵循其发展规律,深入质量源头研究,创新质量控制方法是中药质量控制研究的关键问题。相信在科技的进步与产业需求的推动下,中药质量评价研究将在传承中发展,在发展中创新,更好地服务于临床,向中医药现代化、国际化迈进,实现中医药事业可持续发展,促进新质生产力形成。

二、高灵敏度、高准确度的中药检测仪器与方法

(一) 现代质谱增强表征

传统扫描方法用于微量成分的表征常具有覆盖度较窄、可靠性低等局限性,开发现代

新型质谱扫描方法,极大地提高了中药中微量成分的检测灵敏度与鉴定准确度。基于高分辨质谱(如 Astral,QTOF,Q-Orbitrap 等)构建数据依赖性采集(data-dependent acquisition,DDA)(如母离子/排除离子/时间错列母离子列表、多重反应监测等)、数据非依赖性采集(data-independent acquisition,DIA)(如 AIF,MS^E,SWATH^{TM} 等)以及组合式扫描方法(HDDIDDA,DDIA 等),显著扩展了中药多组分检测的覆盖度与灵敏度。

母离子列表触发 DDA 采集的靶向/非靶标同步表征技术能有效提高 DDA 采集的覆盖度,同时获取未知结构的裂解信息,特别适合已知类别中药微量成分的表征与鉴定。以丙二酸酰化人参皂苷化合物为模板,建立了不同能量下源内裂解双重中性丢失过滤生成母离子列表的方法,通过 DDA-MS^n 扫描从人参、西洋参、三七(根)中发现并鉴定大量未知丙二酸酰化人参皂苷[51]。

质量亏损过滤作为一种数据后处理技术,可用于筛选目标成分。通过大规模分子预测构建包含 13 536 个皂苷分子式的"人参皂苷虚拟库"与 MDF 获取母离子列表的新方法(图 2-28),建立基于新建虚拟数据库的 DDA 采集策略,包含新的 Full MS/dd-MS^2/PIL/IIPO 法,可实现人参花中皂苷成分进行更为系统全面的表征[52]。大规模分子设

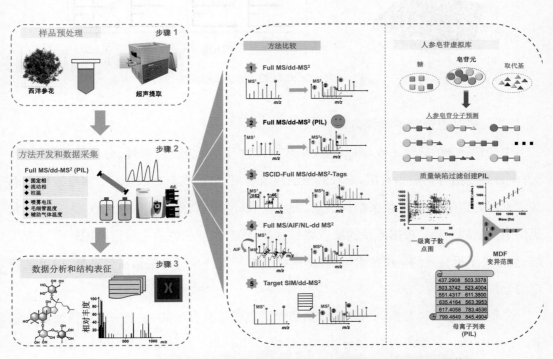

图 2-28 基于人参皂苷虚拟库和质量亏损过滤生成母离子列表的 DDA 扫描策略

计—虚拟数据库构建 PIL-DDA,进一步提高微量成分表征的灵敏度与覆盖度,辅助发现更多新化合物。

离子淌度高分辨质谱,能够提供 CCS 信息用于同分异构体的区分。基于 Vion™ IM-QTOF 高分辨液质联用仪,首次提出一种新颖混合扫描策略(HDDIDDA),具有离子淌度分离功能、DIA 与 DDA 同步交替采集(一针进样),集合 DDA 及 DIA 扫描优势[53](图 2-29),可获得每个成分的五维信息:t_{R-1D},t_{R-2D},MS^1,MS^2 和 CCS 值,提高了表征覆盖度与准确性,有助于深度暴露与表征中药的微量成分。该策略已被广泛应用于多种中药材[54,55]和成方制剂[56,57]中化学成分的深度表征。

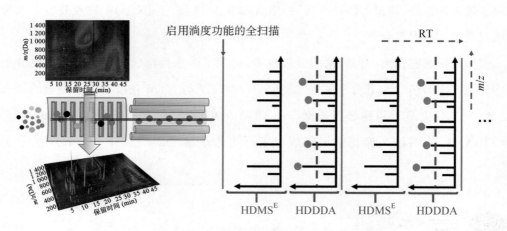

图 2-29　HDDIDDA 扫描方法工作原理

(二) 多维色谱技术增强分离

中药是复杂的化学组成,初生与次生代谢产物共存,酸碱性、极性、分子量、含量差异大,而常规色谱分离能力有限,导致共洗脱现象普遍、微量成分难以暴露。多维液相色谱技术具有提高分离能力、增强结构信息、发现新成分和提高分析效率等优点,为中药研究提供了重要的工具。根据涉及的维度数目,可以将多维液相色谱—质谱联用技术分为二维、三维甚至更高维的联用技术,这些不同维度的联用技术可以根据需要选择,以满足特定的分析要求。

二维液相色谱通常由两种不同分离机制的色谱柱整合而成,按照一维色谱的馏分是否直接转移到第二维色谱中,可分为离线二维(offline 2D)和在线二维(online 2D)两种模式;按照一维馏分是否全部转移至第二维色谱中,又可分为全二维(LC×LC)和中心切割(LC-LC)模式[56,57]。一方面,在综合模式中,对样品中化合物的分离更加全面,提供更多的分析结果和结构信息。以含人参属中药的中成药研究为例，使用在线综合二维液相色谱法[58]进行对其整体性鉴别研究。根据特征色谱中与主要人参皂苷标记物相一致的立体峰的存在/不存在以及阴影深度，可以用一种方法对 21 种中成药中 12 种不同人参品种的药材和人参同时使用进行识别和区分。另一方面，在中心切割模式中，由于可以自主选择感兴趣的目标化合物进行收集，所以具有更强的针对性和灵活性。同样在对含人参属中药的中成药研究中，使用中心切割二维液相色谱串接电雾式检测器法[59]对多种皂苷的实现同时定量研究，同时测定了 28 种中成药中 16 种皂苷的含量，实现了一法对多种中成药中人参属中药的评价。这实现了不同品种人参属中药及相关中成药的质量优劣评价，探索一种从单味药到成方制剂普适的中药质量评价途径。相比之下，在线二维液相色谱-质谱联用技术具有较高的自动化和重现性，但高度依赖于仪器，而离线模式可以集成灵活的色谱机制以实现高正交性，但样品制备步骤先于随后的分离维度。

离线 3D-LC/MS 系统，可配置三种色谱机制对中药材中复杂的化学成分进行表征，其中，第二维和第三维色谱有离线二维模式[60,61]和在线全二维模式[62]两种可供选择。以对人参皂苷的研究为例，对以离线二维模式作为第二维和第三维色谱的离线三维液相色谱进行详细介绍。在对人参花、西洋参花、三七花中人参皂苷的研究中，建立离线三维液相色谱/四极杆—静电场轨道阱质谱（3D-LC/Q-Orbitrap MS），第一维采用强阴离子交换色谱（IEC）实现对花类药材中酸性、中性皂苷的初步分离；第二维采用亲水相互作用色谱（HILIC）按照含糖数目由少到多对第一维分离的酸性与中性皂苷成分进行进一步分离；第三维使用反相色谱（RP）按照不同分配机制对第二维分段样品进行分离，最终共分离到 308 种成分，鉴定或初步表征了 128 种成分，优于传统的一维 LC/MS 系统（图 2-30）。这充分体现了离线三维液相色谱对中药材中复杂化学成分分离和鉴定的高效性和准确性。另外，在线全二维液相色谱也可用于构建离线三维液相色谱（3D-LC）体系[63]。建立离线三维液相色谱/四极杆飞行时间高分辨质谱（3D-LC/QTOF-MS）用于蒙古黄芪和膜荚黄芪的全面表征，最终，实现了对两种黄芪中 513 个化合物的鉴定或初步表征。为中草药领域的研究和应用提供技术支持，有望发现更多具有生物活性和药理活性的化合物。

（三）多维信息数据库

基于液质联用技术表征中药化学成分，缺乏专属数据库，难以实现全面精准鉴定。常规质谱数据库结构信息维度有限[仅通过 1D 保留时间（t_R）与质荷比（m/z）进行区分]，在表征共流出成分、同分异构体方面表现出严重不足[64]。基于离子淌度测定的碰撞截面积

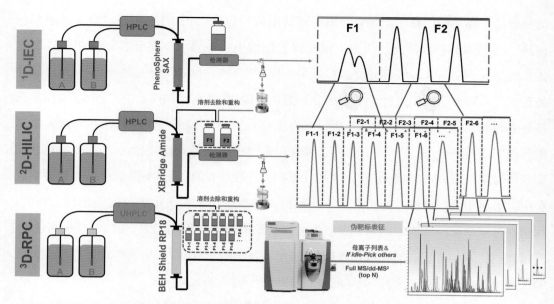

图 2-30　3D-LC/Q-Orbitrap MS 策略实现人参花、西洋参花、三七花中人参皂苷的深度表征

（collision cross-section，CCS）值，是一种与分子结构密切相关的物理参数，具有良好的稳定性与重现性，为中药或天然药物 CCS 数据库的构建提供了基础。机器学习技术支持大规模结构信息预测，进而建立多维信息数据库，可以在对照品有限的情况下辅助提高鉴定结果的可靠性。通过多维结构信息（t_R，m/z，MS/MS 及 CCS）正交筛选，提高鉴定结果准确性，更好地佐证化学成分，尤其是同分异构体和共流出成分的表征。

　　近十年来，基于机器学习策略大规模预测化合物结构信息，建立了一系列 t_R 或 CCS 多维数据库，它们的具体构建思路是：将仪器实测对照品结构信息（因变量，t_R 或 CCS）与其 2D 分子描述符（自变量，描述化合物固定物化性质的参数）组合构建训练集，通过机器学习算法拟合数学模型，大规模预测其他化合物的结构信息，进而建立多维信息数据库（图 2-31）。

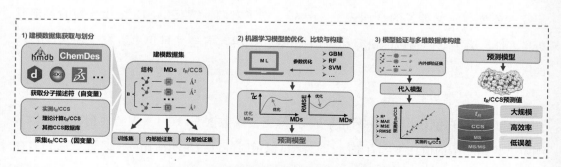

图 2-31　化合物多维信息数据库构建的工作流程

该策略已被单独用于构建人参属皂苷成分的专属多维信息数据库——GinMIL[64]。基于 UHPLC/IMS-QTOF-MS 人参皂苷表征技术与 QSRR 模型,以其 2D 分子描述符为自变量,t_R 和 CCS 分别为因变量,构建梯度提升机回归模型,首次建立了包含人参皂苷的 579 种人参皂苷的多维信息(t_R,CCS,m/z,MS/MS)数据库——GinMIL。GinMIL 的构建能实现多品种中药材—提取物—成方制剂中人参皂苷的全面精准表征,同时鉴定时的候选项、假阳性减少,鉴定准确度明显提升,尤其对同分异构体的正确识别率接近 90%(图 2-32)。同时通过构建筛选规则从西洋参花中快速发现新颖化合物,靶向分离得到多种共流出的新颖双丙二酰基人参皂苷异构体。将这些结构的信息数据输入预测模型,预测值与实测值表现出良好的一致性。

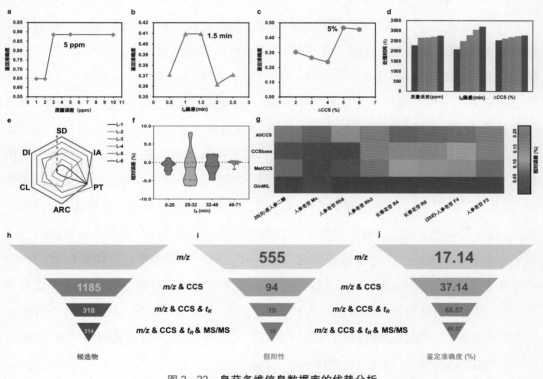

图 2-32　皂苷多维信息数据库的优势分析

三、中药质量快速检测技术

中药快速检测技术是一种能够在较短的时间内完成对中药材、中药饮片及中成药的有效成分分析、有害物质筛查以及真伪鉴别等的高效检测手段。作为中药行业现代化进程中中药产业新质生产力的重要组成部分,此类技术已逐渐开始应用于中药的质量控制环节。本部分将详细探讨包括光谱分析技术、多谱融合检测技术、生物传感器技术、快速免疫分析技术、分子生物学技术、机器视觉技术、质谱成像技术、离子迁移谱法以及微流控芯片技术在内的多种中药快速检测技术和方法。

（一）光谱分析技术

光谱分析技术基于中药样品对特定波长光线的吸收、发射或散射特性进行分析。作为一种非侵入性的分析工具，目前光谱技术在中药领域的应用日益增多。以下是几种常见的光谱分析技术：

1. 近红外光谱技术（near infrared spectroscopy，NIRS）

NIRS 技术是将化学计量学算法与近红外光谱检测技术结合，利用有机化合物在近红外区域的光学特性来快速确定物质的化学组成和含量的一种方法。因其快速、高效、便捷、无损等优势，这项技术目前在中药产业内有诸多应用。它不仅能够实现中药材的快速定性鉴别，如通过检测中药材的产地、真伪以及品种来保障药材质量，还可以用于定量分析，如中药材及其制品的水分含量、活性成分等指标的无损检测。在中药制药过程中，这种技术能够用于实时监控中药生产流程，保障药品质量，提升中药生产效率。例如：评估复方丹参片生产过程中冰片混合均匀性、三七提取过程中的皂苷含量变化以及实现复方阿胶的生产监控等方面[65-67]，NIRS 技术发挥了重要作用。通过建立 NIRS 与高效液相色谱法等传统检测手段相结合的定量校正模型，可以实现对药材中多种成分的快速同步测定，极大地提高了中药质量控制的效率和准确性。同时，基于中药质量标志物的研究，NIRS 技术还被用于建立中药材品质和功能性的综合评价体系，为中药品质监控提供了新的方法和技术支持。在药品监管层面，NIRS 技术的应用有助于药品流通领域的快速筛查和质量监管，例如，采用 NIRS 技术对青岛口岸进口的药品建立一致性快速检验模型，成功快速无损地筛查了药品的真伪和优劣，提高了监管效率[68]。总的来说，NIRS 技术在中药质量控制中的应用改善了传统方法存在的耗时长、检测过程繁琐等问题，为中药品质的快速检测和市场的规范化管理做出了积极贡献。

2. 拉曼光谱技术（raman spectroscopy，RS）

RS 是一种基于拉曼散射效应的分子结构分析方法，通过探测分子散射光的变化来获取物质的化学结构信息。该技术以其分析速度快、精度高、穿透力强、不受水分影响等优势，在中药的真伪鉴定、检测掺假和定量分析方面得到了广泛应用。例如，RS 可以用于快速定量分析葛根中的葛根素含量，通过建立葛根素浓度与拉曼光谱强度之间的线性关系，实现对葛根素含量的准确测定[69]。此外，RS 还可以用于分析中药汤剂的成分，揭示中药组方在煎煮过程中产生的新成分，为中药活性成分的研究提供了有力工具[70]。特别是表面增强 RS 技术，以其快速、灵敏和简便的操作特点，在有机磷农药残留检测方面显示出了巨大潜力[71]。利用表面增强 RS 技术可以实现对百合和鱼腥草中有机磷农药（如地虫磷和水胺硫磷）的快速检测。具体而言，该技术可以通过对农药分子的拉曼信号进行分析，实现农药残留的定性乃至定量分析。例如，通过优化基底和检测条件，可以实现地虫硫磷在百合中的检测，线性范围宽，检出限低，具有良好的准确性和重现性。此外，基于此技术开发的免疫层析试纸条，可用于检测鱼腥草中的水胺硫磷残留。这种方法不仅特异性好，抗干扰能力强，而且具有较高的稳定性和重现性，非常适合实际样品的检测。RS 技术可为确保中药品质、保障消费者健康以及推动中药产业的现代化发展提供重要技术支撑。

3. 高光谱成像技术（hyperspectral imaging，HSI）

HSI 技术检测的原理是基于物体对不同波长光的吸收、散射和反射特性的差异，通过高光谱相机或光谱仪在可见光波段和近红外波段获取连续的离散波段的光谱和图像数据，进而分析物体的组成、形态、结构以及表面特征等信息。目前，这一技术在中药领域的应用研究中取得了显著进展，涵盖了真伪鉴别、产地溯源、品种识别、年份鉴别及有效成分含量测定等多个方面[72]。通过提供丰富的光谱和空间纹理信息，HSI 技术能够实现中药材的快速无损检测。在真伪鉴别方面，能够区分金银花与山银花、苦杏仁和桃仁、汉防己和广防己、黑枸杞与唐古特白刺果等中药材。在产地溯源方面，能够区分不同产地的人参、丹参、肉桂、百合等中药材。在成分测定方面，可用于检测多糖、总糖、黄酮、蛋白质等生物活性成分的含量。此外，HSI 技术还能实现中药材硫熏程度的无损、实时定量检测[72]。尽管 HSI 技术面临设备成本高、数据采集标准化等问题，但通过集成平台的开发、算法的改进以及深度学习技术的应用，HSI 技术在中药领域的发展前景广阔。

4. 激光诱导击穿光谱技术（laser-induced breakdown spectroscopy，LIBS）

LIBS 技术利用高能量激光脉冲聚焦在被测样品表面，烧蚀激发产生等离子体，通过检测等离子体中粒子的电子能级跃迁所辐射的特征谱线，来分析样品中所含各元素的种类与含量信息。作为一种新兴的、快速的微区多元素检测手段，LIBS 正逐渐成为中药质量评价的重要工具。相比传统的元素分析技术，激光诱导击穿光谱技术具有快速、绿色、多元素检测的特点，能在短短几秒钟内完成样品的元素组成预测，并且几乎不需要样品预处理，非常适合直接、原位、在线及远程检测，实现了真正意义上的快速评价。在中药研究领域的产地溯源方面，激光诱导击穿光谱技术通过分析药材中的微量元素分布情况，有助于确定山药、龙胆、菊花等药材的原产地[73]。在真伪鉴别和含量测定方面,激光诱导击穿光谱基于特征波长的选择,可快速实现某些伪品药材辨识以及重金属含量检测等。该技术不仅在中药材产地鉴别、真伪掺假检测、重金属检测等方面发挥重要作用,还在中药生产的质量控制中展现出了巨大的应用潜力[74,75]。在中药制造过程中,激光诱导击穿光谱技术可以用来在线监测和控制制造过程中的质量,例如,通过检测特定元素的存在来评估制药中间体的质量。通过检测片剂中元素的含量,从而快速评估药物的有效成分。在成品质量控制方面,激光诱导击穿光谱技术可以用来检测中药制剂不同批次之间的差异,以及检测药品的外包材是否符合标准,例如,通过检测胶囊中的 Cr 含量来保证胶囊的质量。总体来说,激光诱导击穿光谱技术为中药的质量控制提供了快速、无损且高效的解决方案,并且随着科学理论的发展和技术的进步,其在中药领域中的应用前景十分广阔,有望成为中药质量评价的关键技术之一。

5. 太赫兹光谱技术(terahertz spectroscopy)

太赫兹光谱技术,一种工作在频率为 $0.1 \sim 10\,THz$ 的电磁波技术,位于微波和红外光波段之间。由于多数中药的代谢产物在这个频段有特定的光谱信息,因此太赫兹光谱技术被广泛应用于中医药领域,特别是在中药成分的鉴别方面[76]。目前太赫兹波技术在中药鉴别方面的应用已经取得显著成果。通过对莪术、大黄等药材的太赫兹光谱分析,研究人员能够准确实现药材真伪的判别。此外,这项技术还能用于检测中药材的基原、炮制品以及农药残留等问题,为中药的质量控制提供了有力的检测手段。在中药成分的研究方面,太赫兹光谱技术也显示出其独特的优势。通过对天麻素、青蒿素及其衍生物的太赫兹光谱特征的研究,研究人员能够区分具有细微分子结构差异的同类药物的不同衍生物,这为中药成分的精细鉴别提供了新的途径。此外,该技术还被用于检测中药中的有害添加剂和其他有毒物质,从而确保中药的安全性。总的来说,太赫兹技术在中药研究中的药材鉴别、质量控制以及探索中药药效机制等方面展现出了巨大潜力。未来,随着跨学科研究的推进和技术的进步,太赫兹技术可能会为中药产业研究带来更多的机遇。

(二)多谱融合检测技术

多谱融合检测技术是将多种光谱技术(如红外光谱、紫外光谱、拉曼光谱等)进行有效融合,实现对中药来源及成分的快速、准确检测。该技术充分发挥了不同光谱技术在中药成分分析中的优势,可用于复杂中药样品的多成分同时分析,从而提高对中药材和中药制剂的全面质量评价。目前,多谱融合技术已在中药生产各个环节得到了广泛应用[77]。例如在中药材鉴别方面,多谱融合检测技术可用于快速识别中药材的真伪,为中药材市场提供有力监管手段。在中药饮片质量控制环节,通过检测中药饮片中有效成分的含量,可确保产品质量稳定。在中成药生产过程监控中,通过实时监测生产过程中的关键质量指标,可确保产品质量。例如在中药提取、浓缩等重要工艺环节,通过融合近红外光谱和高效液相色谱等技术,可实时分析中药生产过程中的质量标志物,提高提取液质量的可控性。在中药柱层析吸附过程中,通过近红外和紫外光谱的融合,可建立三七柱层析吸附流出液中皂苷质量浓度的实时定量分析模型,提高定量模型准确度和稳健性。在中药制剂质量检测环节,可利用紫外光谱指纹、多波长融合高效液相指纹图谱及抗氧化活性测定等手段,对成品中药的质量一致性进行评价。总之,多谱融合检测技术在中药生产过程质量检测和评价方面起到了很大作用。该技术有助于实时监控关键步骤的质量变化,提高中药制剂的质量评价效率,并确保产品质量的一致性,为中药产品的质量控制提供了新的高效检测方案。

(三)生物传感技术

生物传感器作为一种先进的检测工具,广泛应用于中药成分的定量分析。其基本结构包括生物识别元件、信号转换元件和信号处理系统。通过生物识别元件与待测物质的特异性相互作用,生物传感器能够将反应信号转换为可测量的电信号,实现对中药成分的高效检测。生物传感器技术具有高特异性、高灵敏度和快速响应的特点,适用于中药材有效成分的快速检测以及农药残留、重金属等有害物质的现场快速检测。目前,在中药领域中应用最为广泛的为电化学生物传感器、光学生物传感器以及表面等离子体共振生物传感器技术。

1. 电化学生物传感器

电化学生物传感器基于靶标物的某种化学性质引起相关电信号变化,具有灵敏度高、设备简单、操作简便、易于自动化和检测快捷等优点。电化学生物传感器主要用于监测中药材和中成药的质量指标,如有效成分的含量、农药残留、重金属含量等[78]。通过实时监测这些指标,可以确保产品质量的一致性和稳定性。例如,在根类药材农残检测中,电化学生物传感器在进行实时监测时具有独特优势。该技术可分为酶传感器和无酶传感器两种类型。酶传感器基于传感技术和酶学基础发展建立,因其灵敏、高效、快速等特点被广泛用于根类药材有机磷农残的检测。无酶传感器由于不受酶活性稳定性的影响,展示出更好的重复性和稳定性,为开发根类药材有机磷农残实时现场检测提供了可能性。

2. 光学生物传感器

光学生物传感器通过监测分析物与生物识别元件之间相互作用所引发的光学特性变

化（如折射率、光吸收率、荧光发射强度或光散射模式的改变）来执行生物传感任务，这些光学性质的变化与目标分析物的存在和浓度直接相关。因此光学生物传感器可用于分析中药材中的有效成分，如挥发油、生物碱、多糖等。通过检测这些成分的光学性质变化，可以快速评估药材的品质和含量。在中药饮片和中成药的生产过程中，光学生物传感器可用于监控关键质量指标，确保产品质量的一致性和稳定性。例如，在中药提取过程中，可以实时监测提取液中有效成分的浓度。此外，光学生物传感器可用于检测中药材和中成药中的有毒成分，如重金属、有害添加剂等[79]。通过检测这些成分的光学性质变化，可以评估药物的安全性和毒性。由于光学生物传感器特异的传感性能和较低的检测限，其同样在有机磷检测中有广泛应用。

3. 表面等离子共振

表面等离子共振技术作为一种无标记、高灵敏度、高通量、特异性强且样品消耗少的生物传感技术，近年来受到广泛关注。在中药研究领域，表面等离子体技术被用于中药活性成分的高通量筛选、与靶蛋白相互作用的确证、定量分析以及先导化合物的发现[80,81]。通过与高效液相色谱和质谱等技术联用，表面等离子体共振技术不仅能够减少假阳性率和基质效应，而且可以实现对中药活性成分与血清白蛋白等载体蛋白之间相互作用的检测。此外，该技术还能帮助揭示药物与受体结合的动态变化，为中药活性成分的药代动力学研究提供支持。总之，表面等离子体共振技术为中药活性分析带来了前所未有的机遇，推动了中药研究的现代化进程。

（四）快速免疫分析技术

免疫分析技术是一种依托于抗原抗体特异性结合的检测方法，以其快速、成本低廉、易于推广等优势，在中药质量的快速评价和安全性评估（如真菌毒素、农药残留、重金属等）方面得到广泛应用[82]。酶联免疫吸附试验（enzyme-linked immunosorbent assay, ELISA）和胶体金免疫层析（gold immuno chromatographic assay, GICA）是免疫分析技术中最为常见的两种检测方法。ELISA技术基于抗原与抗体的特异性反应，通过颜色变化来进行定性和定量分析，具有较高的灵敏度和选择性，能够快速处理大量样品。例如，研究者使用乌头碱多克隆抗体，建立了一种适用于大批量样品快速检测的ELISA法，用于测定川乌、附子中的双酯型生物碱含量。胶体金免疫层析技术则因其快速、简单、经济的特点而适用于现场和批量样品筛查。例如，为了评估葛根药材的质量，有研究者开发了一种胶体金试纸，实现了葛根药材质量的现场快速评价。此外，ELISA和GIGA还可用于检测中药材及中成药中黄曲霉毒素B1的污染情况，并通过超高效液相色谱-质谱联用技术验证结果准确性。此外,目前这两种免疫分析技术均已被成功应用于中药及其制剂中马兜铃酸的现场检测[83]。总体而言,免疫分析技术在中药质量控制领域的应用,不仅提升了检测的效率,还增强了检测的准确性和可靠性,为中药标准化和现代化进程提供了有力的技术支撑。随着该技术的不断优化和普及,其在中药研究与应用领域的潜力将进一步得到发掘。

(五) 分子生物学技术

分子生物学技术是指一系列用于研究生物体分子水平结构与功能的技术方法,包括但不限于 DNA 测序、聚合酶链反应(polymerase chain reaction, PCR)以及基因表达分析等。这些技术以其高度的灵敏性,在微生物污染检测和中药材基因成分定量分析方面发挥着重要作用,显著提升了中药产品的质量控制标准。目前,在中药领域内应用较为广泛的分子生物学技术主要为 PCR 技术、实时荧光定量 PCR 技术以及环介导等温扩增技术[84-86]。

1. PCR 技术

PCR 的原理是在体外通过模拟 DNA 的自然复制过程,利用温度循环(变性、退火、延伸)使特定的 DNA 片段在 DNA 聚合酶的作用下进行指数级扩增。PCR 技术在中药鉴定中的应用极为普遍,大幅提升了鉴定的精确度和结果的可靠性。基于 PCR 技术的现代分子生物学方法,如随机扩增多态性 DNA(RAPD)技术、简单序列重复区间(ISSR)- PCR 技术、PCR - RFLP 技术、mRNA 差异显示技术、基因测序以及基因芯片技术,都在中药鉴定中发挥了重要作用。首先,RAPD 技术能够对中药材进行种质鉴定及伪品鉴别,比如用于鉴别绞股蓝及其伪品乌蔹莓;ISSR - PCR 技术因其高多态性和良好的重复性,广泛应用于药用植物的遗传多样性研究,如芸香科药用植物的品种鉴定。其次,PCR - RFLP 技术整合了 RFLP 技术和 PCR 技术的优点,通过对特定 DNA 片段的扩增产物进行酶解,构建物理图谱,从而分析限制性位点在分类群中的差异,已经成功用于海马类药材的鉴别。此外,mRNA 差异显示技术虽然在药学领域应用尚处于起步阶段,但已能区分栽培品种与野生种、道地药材与普通药材之间的差异,为中药材质量鉴定开辟了新路径。基因测序技术通过对药材特定基因片段的精确 DNA 序列分析,实现了药材种类的准确鉴别,如冬虫夏草的品种鉴定。最后,基因芯片技术作为核酸检测的重要工具,通过检测样品基因组与已知序列的杂交信号强度,可快速高效地进行基因分型与中药鉴别,为植物种属的验证提供了新的手段。这些基于 PCR 技术的各种快检方法,不仅为中药的真伪鉴别和质量控制提供了有力支持,也极大地推动了中药鉴定技术的进步。

2. 实时荧光定量 PCR(qPCR)

qPCR 技术广泛应用于中药材的基因鉴定,确保原料的来源和品质,并用于检测中成药中的微生物污染,以保障产品安全。采用双重 qPCR 技术,可对中药制剂中沙门菌和大肠埃希菌进行同步检测。此技术通过针对沙门菌基因和大肠埃希菌的基因设计特异性引物和探针,并优化反应体系,建立了一种能够同时检测这两种常见控制菌的方法。该方法具有特异性好、重复性佳和灵敏度高的特点,适用于中药制剂中沙门菌和大肠埃希菌的快速检测。与传统检测方法相比,双重 qPCR 方法能够在 4 小时内完成检测,显著提升了检测效率。该方法在中药制剂生产、储存、销售和流通环节中,对于监控控制菌的存在具有重要意义,有助于确保药品安全。

3. 环介导等温扩增技术(loop-mediated isothermal amplification，LAMP)

LAMP 技术是一种新颖的核酸扩增技术,它能够在恒温条件下迅速高效地扩增目标序列,无需依赖专门的仪器设备,便于现场高通量快速检测。由于环介导等温扩增技术的高特异性和简便性,它被广泛应用于中药材的品种鉴定。例如,利用 LAMP 技术对乌梢蛇进行快速筛查,通过设计针对其特异基因片段的引物,可在短时间内完成鉴定。在中药材种植和加工过程中,LAMP 技术还能用于快速检测可能的病原体污染,包括细菌、病毒和真菌。此外,该技术也适用于中药材的质量控制,通过检测特定基因的存在,确保药材的品质。

(六)机器视觉技术

机器视觉技术是指通过图像采集设备获取目标物体的图像,并经过数字化处理和分析,模拟人眼的视觉能力,实现对目标物体的识别、测量和检测等功能。该技术在中药领域的应用主要涉及中药饮片生产和中成药制造两大方面。当前研究的重点多聚焦在对中药饮片类型的判定上,尤其是在相似品、真伪和变质饮片的分类方面。传统的手动识别方法主观性强、错误率高,而基于计算机视觉的中药饮片分类技术则具有快速、准确的特点,能够实现饮片筛选的智能化。在中药饮片的生产流程中,该技术主要用于饮片的形状、纹理、颜色特征的采集与识别,实现了饮片质量的客观化评价,显著提升了生产效率与产品质量的稳定性[87]。例如,利用机器视觉技术对不同炮制程度的姜炭实现质量分析,通过对外观颜色的精确检测,建立了基于颜色特征的定性模型以区分干姜生品和炮制品。此外,研究表明,结合机器视觉的颜色数字化技术与机器学习建立的回归模型,能有效预测不同炮制程度的姜炭饮片中的化学成分含量,为炮制工艺的优化提供了科学依据[88]。在中成药生产中,机器视觉技术的应用确保了产品外观的统一性和稳定性,增强了药品的市场竞争力。同时,研究表明中药的外观特征与其内在有效成分含量之间存在一定的相关性,这一发现为中药质量控制的现代化进程提供了新的视角。在中药安慰剂的评价方面,机器视觉等智能感官技术的应用实现了对安慰剂与实际药物在外观、气味等方面的相似度测量,为中药仿制药的一致性评价提供了新的方法。由此可见,机器视觉技术的引入,为中药材的形状、颜色、纹理等特征识别和真伪鉴别提供了高效的解决方案,推动了中药材的自动化识别与分类,大幅减少了人工干预,显著提升了生产效率。

(七) 质谱成像技术(mass spectrometry imaging, MSI)

MSI 技术结合质谱技术和成像技术能够直接对样品表面进行元素和分子成像,从而实现对中药材的化学成分分布的精细分析。此技术不仅有助于深入了解药材的内在质量,也为中药研究提供看全新的视角和手段。在近年来的中药药用植物研究中,MSI 技术因其独特的应用价值而备受关注。该技术通过将质谱信号转化为具有空间分布特征的可视化图像,为中药代谢物的分析提供了创新性思路[89,90]。MSI 技术涵盖多种不同的成像模式,如基质辅助激光解吸电离质谱成像(matrix-assisted laser desorption ionization mass spectrometry imaging, MALDI – MSI)、二次离子质谱成像(secondary ion mass spectroscopy, SIMS)、解吸电喷雾电离质谱成像(desorption electrospray Ionization, DESI)以及纳米结构引发质谱成像(nanostructure initiator mass spectrometry, NISM)。这些技术各具特色:MALDI – MSI 适用于广泛分子量的物质检测;SIMS 能够实现样品的三维成像;DESI 适合于小分子化合物的定位分析;而 NISM 则简化了检测流程,并有效降低了化学干扰。在实际操作中,不同 MSI 技术对样品的前处理要求各异。例如,MALDI – MSI 需将特定基质涂覆于样品表面,而 DESI 和 SIMS 则无需此步骤,从而避免了基质峰对目标化合物检测的干扰。此外,不同技术的空间分辨率也有所区别,SIMS 可达到纳米级的分辨率,而 DESI 的分辨率相对较低。在中药天然成分的可视化分析领域,MSI 技术已成功应用于甘草、白芍、黄芩、雷公藤、何首乌、姜黄、人参、西洋参、三七和滇重楼等多种中药材的研究。这些研究覆盖了黄酮类、皂苷、多酚、生物碱等多种类型的天然产物。MSI 技术以其高通量分析的特点,为揭示中药物质基础提供了新的可能性。该技术不仅促进了中药代谢物的定位与鉴定,还在药用植物有效成分生物合成路径研究中发挥着重要作用,为中药研究开辟了新的视角。

(八) 离子迁移谱技术(ion mobility spectroscopy, IMS)

IMS 技术主要基于气相离子在电场中的迁移速度差异进行物质的分析,即利用不同离子在电场和气体环境中迁移速率的差异,通过检测其迁移时间来确定离子的成分和浓度。作为一种高效的微量化学分析手段,以其在常压条件下对气态离子的分析能力,无需依赖于质谱技术所需的高真空环境,因而具备设备结构简单、操作便捷、成本较低的优势,尤为适宜于现场快速检测的应用场景。近年来,该技术不仅被广泛应用于挥发性有机化合物的检测,例如爆炸物、毒品中的精神活性物质、化学试剂等的分析检测,同时也在药物的质量控制和药品生产过程监控方面逐渐展现出其应用潜力。具体到中药和保健品领域,IMS技术已经成功用于检测抗风湿类、壮阳类、改善睡眠类、减肥类、降糖类等中成药和保健品中非法添加的化学药物[91]。例如,利用IMS能够迅速筛查抗风湿中成药中非法添加的非甾体抗炎药,并且检测时间短,能够实现现场快速筛查。此外,该技术亦被用来检测中药材中非法添加的染色物质,成为一种有效的快速筛查手段。例如有研究者运用固相萃取-电喷雾高效离子迁移谱法,成功对红花中的非法添加色素进行了快速检测和定量分析。由此可见,IMS技术在中药领域的应用不仅展现了其在质量控制方面的显著效能,也为保障公众健康和市场监管提供了坚实的技术支撑。

(九)微流控芯片技术

微流控芯片技术是一种利用微流道内壁的表面张力和流道几何结构的设计,通过控制流体流动的速度和方向来实现对微小流体的精确操控的技术。因其体积小、反应快、能耗低、样品和试剂用量少等特点,在中药研究领域展现出了巨大潜力[92]。该技术的应用,不仅显著提升了研究效率,更为中医药研究开辟了新的途径与方法。在中药前处理环节,微流控芯片技术的引入,优化了液—液萃取过程,极大地提高了萃取效率,同时降低了试剂的消耗,确保了萃取过程的安全性与有效性。在药敏实验方面,借助微流控平台,实现了在极短的距离内对单细胞进行精确测定和动态监控,这不仅提高了实验的效率,还大幅减少了药物的使用剂量,缩短了检测时间;在中药分离与检测环节,微流控芯片技术为建立中药有效成分的快速量化分析提供了新方法,摆脱了对大型仪器设备的依赖,为中药质量评估提供了便捷的工具。特别是在中药质量评价领域,微流控芯片技术的应用,进一步提升了中药质量控制技术水平。例如,基于微流控和环介导等温扩增技术的中药饮片病原菌检测方法,不仅具备较高的检测灵敏度,还实现了检测过程的自动化、低成本和高效率,为中药饮片病原菌的现场快速检测提供了可能[93]。微流控芯片技术在中药研究领域展现出诸多优势,如高通量、高灵敏度、低消耗以及能够模拟人体内部微环境等。随着该技术的持续发展,其在中药领域的应用将更为广泛,为中医药事业的发展注入新的活力。

综上所述,中药快检技术在中药领域内应用前景广泛,其影响范围覆盖了中药全产业链的各个环节,贯穿了中药的全生命周期。例如,在中药材交易市场,运用近红外光谱技术对药材进行快速鉴定，有效地保障了交易的中药材品质。在中药制药企业，拉曼光谱技术的应用使得生产线上的原料和中间产品质量得以实时监控，确保了产品质量的稳定性。在中药材种植基地，免疫层析技术的运用为快速检测农药残留提供了便捷手段，从而保障了药材的安全性和可靠性。在药品监督管理部门，定量聚合酶链反应技术的应用，对市场上的中成药进行微生物污染的高效检测，为消费者的健康筑起了坚实的防线。在中药材仓库管理方面，机器视觉技术的引入实现了药材的自动化分拣和等级分类，极大地提升了仓储管理的效率与精准度。随着快速检测技术的不断进步与发展，其有望成为新时代中药质量保障的重要支撑，为中医药事业的健康发展提供坚实的技术保障。

中药快检技术不仅在传统检测领域发挥重要作用，还可应用于中药材的品种鉴定、有效成分分析、指纹图谱构建等方面。这些技术的集成与应用，将有助于提升中药产业的整体科技水平，推动中医药现代化进程，实现中药产业的转型升级，并最终为消费者提供更加安全、有效、高质量的中药产品。

四、从中药质量标志物到中药生物质量标志物

在中医药的现代化进程中，质量控制始终是一个核心议题。随着科学技术的发展，我们对中药的认识不断深化，特别是在中药质量标志物的研究上取得了显著进展。这些概念的提出，是基于对中药复杂化学成分和生物活性的深入理解，以及对中药临床疗效和安全性的高标准要求。

中药质量标志物是指那些能够反映中药内在质量特征的化学物质，它们是中药有效性、安全性和一致性的科学体现。这些标志物的发现和应用，标志着我们从传统的经验性评价向科学化、标准化的质量控制转变。在科学技术的推动下，我们正试图通过现代分析技术，如高效液相色谱、气相色谱、质谱等，能够准确鉴定和定量中药中的多种成分。这些技术的应用，使得我们能够从分子水平上理解和控制中药的质量。同时，随着组学技术的发展，如代谢组学、蛋白质组学和基因组学，我们能够更全面地理解中药的生物效应，从而为中药生物质量标志物的研究提供了新的视角。

因此，中药质量标志物的研究，不仅需要跨学科的知识整合，还需要现代科技的支持。通过这些研究，我们能够更好地保障中药的临床疗效和安全性，推动中医药的现代化和国际化。

（一）中药质量标志物提出的科学背景

在中药领域，传统的质量控制方法主要依赖于化学成分的定性与定量分析。然而，中

药的复杂性在于其多成分、多靶点的作用机制，这使得单一成分的分析难以全面反映中药的整体疗效和安全性。因此，随着对中药复杂性认识的深入，科学界开始寻求更为全面和科学的质量控制方法。

在此情况下，2016年，中药质量标志物的概念应运而生，它代表了中药质量控制的新方向。Q-Marker是指能够反映中药内在质量、疗效和安全性的特定化学成分或生物活性标志。这一概念的提出，基于对中药复杂化学组成的深入理解，以及对中药作用机制的现代科学解释，其概念提出的科学背景包括以下两个方面。

（1）科学技术的进步。科学技术的进步，尤其是分子生物学、分析化学和信息技术的发展，为中药质量标志物的研究提供了强大的工具。高通量筛选技术、基因组学、蛋白质组学和代谢组学的应用，使得科学家能够从分子层面理解和控制中药的质量。

（2）临床需求与监管要求。随着人们对健康和安全的关注增加以及药品监管的日益严格，中药质量控制的需求也在不断提升。临床实践需要更为精确和可靠的中药质量评价方法，以确保治疗效果和患者安全。同时，监管机构也需要有效的工具来评估和监督中药的质量。

中药质量标志物的提出，标志着中药质量控制从传统的化学分析向更为科学和全面的生物评价转变。这一转变不仅有助于提高中药的疗效和安全性，也为中药的现代化和国际化提供了支持。未来，随着科学技术的不断进步，中药质量控制将更加精准和高效。

（二）中药质量标志物提出的理论体系建立过程

在中药领域，质量控制是确保药效和安全性的核心环节。随着科学的发展，传统的质量评价方法已逐渐被基于科学数据的精确评估所取代。中药质量标志物的提出，正是这一转变的体现。这些标志物是中药中固有的或在制备过程中形成的化学物质，与中药的功能属性密切相关，为中药的质量控制提供了新的理论基础和实践方法。

中药质量标志物的理论体系建立是一个逐步发展和完善的过程。起初，研究者们通过分析中药的化学成分，寻找与疗效相关的有效成分。随着研究的深入，人们逐渐认识到，单一成分往往难以全面代表中药的复杂性。因此，研究者们开始探索更为全面的质量标志物，这些标志物不仅包括了中药中的活性成分，还包括了这些成分在生物体内的代谢产物和生物效应。

在理论体系的建立过程中，多学科的融合起到了关键作用。化学、生物学、药学、药理学等领域的知识和技术被综合运用，形成了一个跨学科的研究框架。通过这个框架，研究者们能够从分子水平上理解中药的复杂性，并识别出那些对疗效有重要影响的关键成分。

筛选和验证是理论体系建立过程中的重要环节。研究者们通过实验研究和临床试验,筛选出具有代表性的质量标志物。这些标志物经过严格的验证,证明它们与中药的疗效和安全性密切相关。验证过程包括了化学分析、生物活性测试、药代动力学研究等多个方面。因此,为了确保中药质量标志物的可靠性和一致性,研究者们还致力于建立标准化和规范化的操作流程。这些流程涵盖了从药材的种植、采集、加工到最终产品的制备和储存的各个环节。通过这些流程,可以确保中药产品的质量在各个生产阶段都得到严格控制。

(三)中药生物质量标志物的提出

1. 概念的引入

随着 Q-Marker 理论体系的不断完善,研究者开始关注中药成分在生物体内的动态变化和生物学效应。这种从化学成分到生物效应的全面考量,使得理论体系更加完善和科学。它不仅包括了中药的化学成分分析,还包括了药效学、药代动力学、安全性评价等多个方面,形成了一个多维度、全方位的质量控制体系。

中药生物质量标志物(Bio-Q-Marker)的概念被引入,以补充 Q-Marker 在质量控制上的不足。中药生物质量标志物是指那些能够反映中药在生物体内作用效果的特定物质。这些物质不仅包括中药本身的化学成分,还包括这些成分在人体内的代谢产物和生物效应。Bio-Q-Marker 不仅关注中药的化学成分,更侧重于中药在生物体内的作用效果,如药效、代谢和安全性等。这种以生物效应为基础的质量控制方法,更贴近中药的实际应用和临床需求。

中药生物质量标志物的提出,是基于对中药成分在生物体内行为的深入研究。这些标志物能够反映中药成分的吸收、分布、代谢和排泄过程以及它们在临床上的疗效和安全性。Bio-Q-Marker 的发现和应用,不仅有助于提高中药产品的质量和安全性,也为中药的现代化和国际化奠定了坚实的基础。

2. 提出的科学背景

中药生物质量标志物的提出背景是基于对中药在生物体内作用机制的深入理解。在传统的中药质量控制中,通常侧重于药材中已知化学成分的定性与定量分析。然而,这种方法往往忽略了中药成分在生物体内的动态变化和作用机制。中药成分在体内的代谢过程、作用靶点以及药效表现,对于全面评价中药的疗效和安全性至关重要。因此,中药生物质量标志物的概念应运而生,它强调了中药成分在生物体内的行为和效应,为中药质量控制提供了新的视角。

中药生物质量标志物的科学基础,在于将中药的化学成分与其生物效应直接关联。这种关联的建立,需要跨学科的研究方法,包括化学分析、生物学评价和信息技术等。通过对中药成分在生物体内的代谢过程进行追踪,我们可以更准确地预测和评估中药的疗效和安全性。这种方法不仅提高了中药质量控制的科学性,也为中药的现代化和国际化铺平了道路。

因此,中药生物质量标志物的提出和理论体系的建立,是中药学领域对中药质量控制的一次重大创新。它不仅提升了中药质量控制的科学性和精确性,也为中药的现代化和国际化铺平了道路。未来,随着研究的不断深入和技术的持续进步,Q-Marker 和 Bio-Q-Marker 理论体系将更加完善,为中药的发展做出更大的贡献。

3. 内涵

在中医药现代化的浪潮中,中药质量控制领域迎来了新的发展机遇。中药质量标志物的概念,作为中药质量控制的里程碑,已经深入人心。然而,随着研究的深入,人们逐渐认识到,中药的疗效不仅仅取决于其化学成分,更与其在生物体内的活性表现密切相关。因此,中药生物质量标志物的概念应运而生,它不仅包含了中药的化学属性,还进一步涵盖了这些化学物质在生物体内的活性表现,为我们提供了一个更为全面的中药质量控制视角。

中药生物质量标志物不仅包括了中药中的活性化学物质,还包括了这些物质在体内的代谢产物和它们对生物体产生的影响。Bio-Q-Marker 的识别和应用,使我们能够从分子层面理解中药的作用机制,从而更准确地评估其质量和疗效。同时,Bio-Q-Marker 的研究方法,亦涉及了多个学科领域,包括化学分析、药理学、分子生物学和系统生物学等。通过这些方法,我们可以识别出中药中的活性成分,研究它们在体内的代谢过程以及它们如何影响生物体的生理和病理过程。这些研究不仅有助于我们理解中药的复杂性,还有助于我们开发出更为安全有效的中药产品。

4. 产业需求背景

在中医药产业的现代化进程中,随着全球对天然药物需求的增长,中药的质量和安全性成为了公众和行业关注的焦点。中药生物质量标志物的提出,正是为了应对这一挑战,满足产业对中药质量控制的高标准需求。

随着科学的进步和消费者对药物疗效的深入了解,人们越来越关注药物的实际效果,而不仅仅是其化学成分。因此,中药生物质量标志物的提出,是为了更全面地评估中药的疗效和安全性,满足现代医药市场的需求。

中药生物质量标志物的研究,有助于深入理解中药的作用机制,为中药的临床应用提供更加科学的依据。在产业实践中,Bio-Q-Marker 的应用有助于优化中药的生产流程,提高产品的疗效和安全性,从而增强消费者对中药产品的信任。此外,随着全球对天然药物需求的增加,中药的国际化成为了产业发展的重要方向。Bio-Q-Marker 的提出,为中药的国际标准化和质量控制提供了重要的科学支撑。

中药生物质量标志物的应用,不仅有助于提升中药产品的市场竞争力,还能够促进产业的技术创新和产品升级。这对于中药产业的可持续发展具有重要意义。随着科技的进步,特别是生物技术和信息技术的发展,中药质量控制的方法也在不断创新。通过运用现代分析技术,如高效液相色谱、质谱和核磁共振等,可以更准确地识别和量化中药中的活性成分。这些技术的应用,为中药生物质量标志物的研究提供了强有力的工具。尽管中药生物质量标志物的研究为中药产业带来了巨大的机遇,但也面临着挑战。中药成分的复杂性和生产过程的多样性使得质量控制面临挑战。为了满足市场对高质量中药的需求,产业界亟需一种科学、准确的方法来评估和保证中药的质量。此外,中药生物质量标志物的研究需要跨学科的合作,需要药理学、化学、生物学和信息技术等领域的专家共同努力。

中药生物质量标志物的提出,是中药产业发展的必然需求。它们不仅有助于提高中药产品的市场竞争力,满足监管要求,还对促进中药的现代化和国际化具有重要意义。未来,随着这些标志物在中药质量控制中的广泛应用,中药产业将迎来更高质量的发展。

5. 重要性

中药生物质量标志物的重要性在于,它们能够揭示中药成分在体内的实际作用。这不仅包括了中药成分的代谢过程,还包括了这些成分如何影响生物体的生理和病理过程。通过研究这些标志物,我们能够更准确地预测中药的疗效和安全性,从而为中药的临床应用提供更科学的依据。

中药生物质量标志物的应用,有助于实现中药质量的全面控制。它们不仅可以用于评估中药的内在质量,还可以用于监测中药在生产和储存过程中的质量变化。此外,中药生物质量标志物还可以用于指导中药的新药开发和改良,使其更加符合现代医药市场的需求。

未来的研究将进一步探索中药生物质量标志物的发现和应用。随着技术的进步,特别是高通量筛选技术和生物信息学工具的应用,我们有望发现更多具有重要价值的中药生物质量标志物。这些研究将有助于推动中药质量控制技术的创新,为中药的现代化和国际化发展提供支持。

6. 中药生物质量标志物的理论体系建立

中药生物质量标志物的理论体系是基于对中药成分在生物体内行为的全面理解。这一理论体系认为,中药的疗效不仅取决于其化学成分本身,还受到这些成分在生物体内的代谢、转化和作用机制的影响。因此,中药生物质量标志物的研究不仅关注中药的化学成分,还涉及这些成分在生物体内的动态变化和生物活性。这一理论体系的建立,为中药质量控制提供了更为全面和深入的科学依据。

中药生物质量标志物的理论体系是中药现代化研究的重要里程碑,它突破了传统中药质量控制的局限,将中药的化学成分与其在生物体内的代谢过程和生物学效应相结合,形成了一个多维度、系统化的质量控制框架。

(1)理论体系的构建基础。中药生物质量标志物的理论体系构建在对中药成分的全面分析之上。这些成分在生物体内的转化过程以及它们如何影响健康构成了这一理论体系的核心。这一过程涉及多个学科的知识和方法,包括化学、生物学、药学和信息科学等。通过这些学科的交叉融合,我们能够更深入地理解中药的复杂性,并为中药的质量控制提供更为精确的评估工具。

(2)化学成分的全面分析。在这一理论体系中,首先对中药中的化学成分进行全面的分析和鉴定。这包括使用现代分析技术,如高效液相色谱、质谱和核磁共振等,来确定中药中的关键活性成分。这些活性成分被认为是 Q-marker 的候选物质,是中药疗效的物质基础。

(3)生物体内的转化过程。该理论体系进一步关注这些活性成分在生物体内的转化过程。中药成分从被摄入开始,就经历了吸收、分布、代谢和排泄等一系列复杂的生物过程。在这个过程中,它们可能会与体内的各种生物大分子相互作用,产生一系列生物学效应。中药生物质量标志物的研究,旨在通过监测这些效应,来评估中药的质量和疗效。

(4)生物学效应的评价。中药生物质量标志物的理论体系还包括对中药成分的生物学效应的评价。这涉及药效学研究,进一步验证这些活性成分的生物活性,确立它们作为Q-marker 的合理性。此外,药动学研究有助于了解这些活性成分在体内的吸收、分布、代谢和排泄过程,为临床用药提供科学依据。安全性评估则是确保中药安全性的重要环节。

(5)系统生物学的应用。系统生物学的方法被用来构建中药成分、作用靶点和疾病之间的网络关系,从而全面理解中药的作用机制。这种方法允许研究者从整体上理解中药的复杂性,而不仅仅是单一成分的作用。通过系统生物学的方法,研究者能够构建中药成分、作用靶点和疾病之间的网络关系,从而全面理解中药的作用机制。

（6）个性化医疗的前景。中药生物质量标志物的理论体系还为个性化医疗提供了可能性。通过识别和监测个体对中药成分反应的生物标志物，可以为每位患者定制治疗方案，优化治疗效果。这种方法有望提高中药治疗的精确性和有效性。

（7）理论体系的挑战。尽管中药生物质量标志物的理论体系提供了一个强大的框架，用于理解和控制中药的质量，但它也面临着一些挑战。中药成分在体内的代谢途径复杂，且受到多种因素的影响，这使得生物质量标志物的确定和应用具有一定的难度。此外，中药的复杂性也意味着需要更多的研究来完全理解其作用机制。

7. 研究意义

中药生物质量标志物的提出背景、研究进展和科学意义，共同构成了中药质量控制领域的新篇章。这一概念的提出，不仅丰富了中药质量控制的理论体系，也为中药的科学研究和临床应用开辟了新的途径。随着科学技术的不断进步，这一领域的研究将不断深入，为中药的发展带来新的机遇和挑战。

中药生物质量标志物的科学意义在于它们能够提供中药疗效和安全性的直接证据。这些标志物的研究有助于更全面地理解中药的复杂性，因为它们考虑了中药成分在生物体内的动态变化和作用机制。此外，中药生物质量标志物的研究还有助于新药的开发。通过这些标志物的指导，研究人员可以更有效地筛选和优化中药成分，开发出更安全、更有效的中药新药。

中药生物质量标志物的研究，对于中药产业的发展具有重要的实际意义。首先，它为中药的质量评估提供了更为精确的工具，有助于提升中药产品的一致性和可靠性。其次，通过深入理解中药成分的生物效应，我们可以更好地优化中药的临床应用，提高治疗效果，减少不良反应。此外，中药生物质量标志物的研究还有助于推动中药新药的研发，加快中药国际化的步伐。

（四）中药生物质量标志物与中药质量标志物的关系

在中药学领域，确保药材的质量和疗效是至关重要的。随着科学的发展，传统的质量评价方法逐渐被新的理论所取代。中药质量标志物和中药生物质量标志物的概念应运而生，它们为中药质量控制提供了新的视角和方法。

中药质量标志物是指那些能够反映中药内在质量的特定化学成分，它们的存在和含量直接关联到中药的疗效和安全性。这些标志物的发现和应用，标志着我们从传统的经验性评价向科学化、标准化的质量控制转变。中药生物质量标志物则是在质量标志物的基础上，进一步考虑了中药成分在体内的生物转化和生物效应，它们是中药与机体相互作用的直接体现,为中药的临床应用提供了更为精确的质量评价指标。

中药生物质量标志物与中药质量标志物之间的关系是相互补充、相辅相成的。中药质量标志物为我们提供了一种衡量中药固有质量的方法,而中药生物质量标志物则将这种衡量扩展到了生物层面。这意味着,中药生物质量标志物不仅包含了中药质量标志物的信息,还增加了对中药成分在体内作用的深入理解。这种理解对于预测和评估中药的临床效果至关重要。中药质量标志物为我们提供了评估中药质量的基础,而中药生物质量标志物则在此基础上增加了对中药在体内行为的深入理解。通过这些标志物的综合应用,我们能够更全面地理解和控制中药的质量,确保其疗效和安全性。

（五）中药质量标志物和中药生物质量标志物在实际应用中的优势和挑战

在中药领域,确保药材的质量和疗效是至关重要的。随着科学的发展,我们对中药质量控制的方法也在不断进步。从传统的外观和化学成分分析,到现在的中药质量标志物和中药生物质量标志物的研究,我们正在逐步揭开中药复杂性的面纱。中药质量标志物和中药生物质量标志物在实际应用中具有一系列优势,同时也面临着一些挑战。其优势在以下几点：

（1）提高质量控制的科学性。通过识别和量化具有明确生物活性的化学成分,Q-marker 和生物质量标志物使得中药的质量控制更加科学和精确。

（2）增强疗效预测的准确性。生物质量标志物考虑了中药成分在体内的代谢和作用,有助于更准确地预测和评价中药的疗效。

（3）促进标准化和国际化。这些标志物有助于建立统一的质量标准,推动中药在全球范围内的标准化和国际化进程。

（4）指导合理用药。明确的标志物可以指导临床合理用药,提高治疗效果,减少不良反应。

（5）有助于新药研发。在新药研发过程中,Q-marker 和生物质量标志物可以作为筛选和评价药效的指标,加速研发进程。

（6）提升产品质量。通过监控这些标志物,可以确保中药产品的质量稳定和均一,提高患者用药的安全性。

尽管中药生物质量标志物的研究取得了一定的进展,但仍面临着许多挑战。例如,中药成分在体内的代谢途径和作用机制复杂,难以用单一的生物标志物进行全面评估。此外,中药生物质量标志物的研究方法和技术也需要进一步发展和完善。未来的研究需要综合运用多学科知识,发展新的分析技术和生物信息学工具,以实现中药生物质量标志物的准确识别和应用。其挑战在以下几点：

（1）研究层次复杂。中药成分复杂，且存在多种未知或难以测定的成分，这增加了从众多成分中识别和验证 Q-marker 和生物质量标志物的难度。

（2）技术更新瓶颈。需要先进的分析技术和设备来准确测定这些标志物，这对实验室和生产企业来说是一个挑战。

（3）筛选成本较高。实施基于 Q-marker 和生物质量标志物的质量控制可能会增加生产成本，影响产品的市场竞争力。

（4）法规标准缺失。目前，关于 Q-marker 和生物质量标志物的法规和标准尚不完善，需要进一步制定和统一。

（5）临床数据证据不足。需要大量的临床数据来支持 Q-marker 和生物质量标志物与疗效的相关性，这需要长期和系统的临床研究。

（6）跨学科协作困难。Q-marker 和生物质量标志物的研究涉及药学、生物学、化学、医学等多个学科，需要跨学科的紧密合作。

（7）知识产权保护复杂。在 Q-marker 和生物质量标志物的研究和应用中，如何保护知识产权也是一个需要解决的问题。

总之，Q-marker 和中药生物质量标志物为中药质量控制和疗效评价提供了新的工具和方法，但在实际应用中需要克服一系列技术和管理上的挑战。随着科学技术的发展和行业标准的完善，这些挑战有望逐步得到解决。

（六）中药质量标志物和中药生物质量标志物未来发展方向

中药质量标志物的理论体系是一个不断发展的领域，它结合了化学、生物学、药学和信息科学等多个学科的知识和方法。随着研究的深入，这一理论体系将为中药的质量控制、新药研发和临床应用提供更加精确和科学的评估工具。这一理论体系的建立，不仅有助于提高中药的质量和安全性，也将推动中药在全球医药市场中的地位。

其未来的研究将进一步深化我们对中药质量标志物和中药生物质量标志物的理解，并探索它们在中药质量控制中的应用。这包括开发新的检测技术，提高中药质量标志物和生物标志物的检测灵敏度和准确性，建立更加完善的中药质量标志物和生物标志物数据库。此外，未来的研究方向还将探索如何将生物标志物与中药的临床效果更紧密地联系起来，从而为个性化医疗和精准医疗提供支持。

（七）中药质量标志物与中药生物质量标志物研究方法分类

（1）中药质量标志物研究方法分类。在中药学领域，确保药材的质量和疗效是至关重要的。随着科学的进步,我们对中药质量的评估方法也在不断发展。中药质量标志物研究方法主要分为两大类:化学分析和生物活性评价。化学分析侧重于识别和测量中药中的活性成分,常用的技术包括高效液相色谱、气相色谱和质谱。这些技术能够提供中药成分的详细信息,为质量控制提供科学依据。

在实际应用中,这些研究方法已被证明是有效的。例如,通过 HPLC 技术,研究人员能够精确地测量中药中的有效成分,如人参中的人参皂苷。此外,通过细胞实验和动物模型,科学家能够评估这些成分的生物活性,如黄芪中的黄芪甲苷对免疫功能的影响。

随着大数据和人工智能技术的发展,信息技术方法在 Q-marker 研究中的应用也越来越广泛。这些方法包括数据挖掘、网络药理学和机器学习等,它们能够处理和分析大量的数据,预测 Q-marker 的活性和效果。

(2)中药生物质量标志物研究方法分类。在实际应用中,中药生物质量标志物的概念已被用于多种中药的研究和质量控制。例如,研究人员通过分析丹参中的主要化学成分及其在体内的代谢产物,建立了丹参的生物质量标志物,并利用这些标志物对丹参的质量进行了全面评估。此外,通过对人参中的活性成分进行深入研究,科学家们发现这些成分在体内的代谢产物与人参的免疫调节作用密切相关,从而为人参的质量控制提供依据。又如人参中的人参皂苷,通过生物学评价方法,研究人员能够评估这些成分的生物活性,如黄芪中的黄芪甲苷对免疫功能的影响。此外,利用网络药理学方法,研究人员还能够揭示中药复方的多成分、多靶点作用模式,为中药的现代化和国际化提供支持。

参考文献

[1] 张洪雷. 习近平关于中医药发展重要论述的时代价值[J]. 南京中医药大学学报(社会科学版),2020,21(2):93-98.

[2] 张伯礼. 中医药如何守正创新,走向世界[N]. 学习时报,2022,10(26):A6.

[3] 王娜,韩玲玲,张亚中,等. 基于 HPLC 指纹图谱和多成分定量测定结合化学模式识别的断血流质量评价[J]. 中草药,2024,55(17):6009-6015.

[4] 左军凤,熊马剑,朱碧君. 气相色谱法测定中药制剂中 11 种挥发性成分的含量[J]. 药品评价,2022,19(13):785-789.

[5] Li X, Wu M, Ding H, et al. Integration of non-targeted multicomponent profiling, targeted characteristic chromatograms and quantitative to accomplish systematic quality evaluation strategy of Huo-Xiang-Zheng-Qi oral liquid [J]. J Pharm Biomed Anal, 2023(30):115715.

[6] 王焕军,于鹏飞,盛节英,等. 液质联用技术鉴定清血八味片化学成分研究[J]. 山东中医杂志,2019,38(4):368-372.

[7] 李毅,刘林,李钟,等. 基于化学计量学的复方小儿退热颗粒质量一致性研究[J]. 中药材,2021,44(5):1168-1173.

[8] 陆绍铭,徐鑫,薛倩倩,等.基于超效液相色谱-紫外检测定量指纹图谱结合化学模式识别的复方金钱草颗粒质量评价[J].色谱,2022,40(12):1102-1110.

[9] Zhang J, Sun G X. Assessment of quality consistency in traditional Chinese medicine using multi-wavelength fusion profiling by integrated quantitative fingerprint method: Niuhuang Jiedu pill as an example [J]. J Sep Sci, 2019,42(2):509-521.

[10] Guo R Z, Liu X G, Gao W, et al. A strategy for screening antioxidants in Ginkgo biloba extract by comprehensive two-dimensional ultra high performance liquid chromatography [J]. J Chromatogr A, 2015(1422):147-154.

[11] Mi R, Li X F, Zhang Z, et al. Chemical profiling of Honghua Xiaoyao Tablet and simultaneous determination of its quality markers by liquid chromatography-tandem mass spectrometry combined with chemometrics methods [J]. J Sep Sci, 2020,43(23):4263-4280.

[12] 朱韬,冯枫,何颂华,等.不同产地天然没药与胶质没药的 GC 指纹图谱和化学模式识别[J].中国现代中药,2024(9):1-9.

[13] 尹金芳,周琴,苏万宝,等.改进的微型化 QuEChERS-GC/GC-MS 法测定疏风解毒胶囊中 4 个挥发单萜含量[J].药物分析杂志,2023,43(8):1343-1351.

[14] 聂黎行,查祎凡,何风艳,等.牛黄清胃丸对照制剂的建立[J].药物分析杂志,2019,39(10):1738-1750.

[15] Gong D D, Chen J Y, Li X, et al. A smart spectral analysis strategy-based UV and FT-IR spectroscopy fingerprint: Application to quality evaluation of compound liquorice tablets [J]. J Pharm Biomed Anal, 2021(202):114172.

[16] 张磊,苏小琴,陈昊喆,等.基于质量标志物的注射用益气复脉(冻干)质量评价与监测技术研究进展[J].药物评价研究,2023,46(8):1778-1786.

[17] Tian J H, Lin Y L, Li J J, et al. Supramolecular fluorescence sensing for quality evaluation of traditional Chinese medicine [J]. Arab J Chem, 2023,16(8):104974.

[18] 周殿凤.拉曼光谱在中药注射剂鉴定中的应用初探[J].光学仪器,2008,30(6):42-44.

[19] 刘晓娜,车晓青,李德芳,等.基于多源信息融合的中药质量标志物与质量评价研究模式[J].中草药,2019,50(19):4576-4581.

[20] 江保锋,左剑,张存林.太赫兹时域光谱技术在中成药质量控制中的应用[J].光谱学与光谱分析,2020,40(S1):231-232.

[21] 王智民,高慧敏,付雪涛,等."一测多评"法中药质量评价模式方法学研究[J].中国中药杂志,2006(23):1925-1928.

[22] 孙立秋,王丹,赵英楠,等.一测多评法测定艾叶中 7 个黄酮类成分的含量[J].药物分析杂志,2024,44(5):806-815.

[23] 黄沈辉,李洋,孙捷,等.基于 HPLC-PDA-ELSD 的炙黄芪特征成分一测多评适用性研究[J].中草药,2024,55(15):5230-5237.

[24] 张侠,张小平,孙婷婷,等.基于 HPLC 特征图谱和一测多评的五味子质量评价研究[J].中药材,2024(7):1733-1737.

[25] 李金笏,王一方,赵新杰,等.基于化学模式识别和网络药理学分析的滑膜炎制剂质量标志物研究[J].中国医院药学杂志,2024(9):1-10.

[26] 杨莉,唐其,范明慧,等.多成分含量测定结合网络药理学识别湘枳壳种质资源品质评价的质量标志物[J].天然产物研究与开发,2024(9):1-25.

[27] 许世辉,王洪强,朱雪艳,等.基于网络药理学与分子对接预测的制路路通质量标准研究[J].人参研究,2024,36(3):23-31.

［28］ Li R, Leap, et al. Creating Traditional Chinese Medicine［J］. Chinese Education, 2002(2):21.

［29］ Liu Y, Huang X, Fu X M, et al. Mining the quality markers of volatile oil of mugwort leaves for bacterial inhibition based on spectral correlation analysis［J］. Chinese Journal of Experimental Formulas, 2020,26(14):135 – 142.

［30］ Tu J Y, Shi K, Wang J, et al. Study on the spectral effect relationship of volatile oil based on grey correlation degree and orthogonal partial least squares analysis［J］. Chinese herbal medicine, 2019, 50(1):150 – 156.

［31］ Wang Y, Wu H J, Guan Q X, et al. To explore the spectral effect relationship of peony licorice decoction on brain protection of epileptic mice based on gray association analysis［J］. Chinese Journal of Experimental Medicine, 2020,26(16):56 – 62.

［32］ Huang G W, Chen H H, Liu Y, et al. Study on the antibacterial spectrum effect relationship of Qinsu capsule based on gray correlation degree and partial least squares regression analysis［J］. Drug Evaluation Study, 2022,45(6):1060 – 1069.

［33］ Liu X Y, Jiang W W, Jiang H Q, et al. Preliminary study on quality markers of Shen Zhiling oral liquid based on "spectrum-effect-generation" association［J］. Chinese herbal medicine, 2019, 50(19):4603 – 4612.

［34］ 刘昌孝,陈士林,肖小河,等. 中药质量标志物(Q-Marker):中药产品质量控制的新概念[J]. 中草药, 2016,47(9):1443 – 1457.

［35］ 杨静,江振作,柴欣,等. 中药注射液"Q-Markers"的辨析研究-丹红注射液研究实例[J]. 世界科学技术—中医药现代化,2016,18(12):2056 – 2061.

［36］ Zhang J, Wang D N, Zhang X Y, et al. Application of "spider-web" mode in discovery and identification of Q-markers from Xuefu Zhuyu Capsule［J］. Phytomedicine, 2020(77):153273.

［37］ 刘肖雁,姜文文,蒋海强,等. 基于"谱—效—代"关联的参枝苓口服液质量标志物的初步研究[J]. 中草药,2019,50(19):4603 – 4612.

［38］ 张铁军,白钢,陈常青,等. 基于"五原则"的复方中药质量标志物(Q-Marker)研究路径[J]. 中草药, 2018,49(1):1 – 13.

［39］ 张良琦,陈凡,张子桉,等. 基于网络药理学和 UPLC 指纹图谱的紫苏质量标志物(Q-Marker)预测 [J]. 天然产物研究与开发,2024(9):1 – 19.

［40］ 涂杨丽,戴祥洁,肖胜佳,等. 基于指纹图谱、网络药理学及含量测定的血必净注射液质量标志物预测分析[J]. 中国中药杂志,2024(9):1 – 14.

［41］ 王帅,包永睿,李天娇,等. 中药质量评价关键问题与分析方法探讨[J]. 分析测试学报,2021,40(1): 132 – 138.

［42］ 陈霞,关宏峰,赵巍,等.《中药新药质量标准研究技术指导原则(试行)》解读[J]. 中国食品药品监管,2021(9):70 – 77.

［43］ 李培,马秀璟. 建立中药新药质量控制体系的实践与思考[J]. 中国食品药品监管,2021(9):16 – 23.

［44］ Guo J, Zhang L, Shang Y, et al. A Strategy for intelligent chemical profiling-guided precise quantitation of multi-components in traditional chinese medicine formulae-QiangHuoShengShi decoction［J］. Journal of Chromatography A, 2021(1649):462178.

［45］ 范丹君. 基于多传感器的辛味中药材气—味信息融合研究[D]. 广州:广东工业大学,2014.

［46］ Zhou Y, Zuo Z, Xu F, et al. Origin identification of panax notoginseng by multi-sensor information fusion strategy of infrared spectra combined with random forest［J］. Spectrochimica Acta Part A, Molecular and Biomolecular Spectroscopy, 2020(226):117619.

［47］ Sun F, Chen Y, Wang K Y, et al. Identification of genuine and adulterated pinellia ternata by mid-infrared (MIR) and near-infrared (NIR) spectroscopy with partial least squares-discriminant analysis (PLS - DA) [J]. Analytical Letters, 2019,53(6):937 - 959.

[48] Sun W, Zhang X, Zhang Z, et al. Data fusion of near-infrared and mid-infrared spectra for identification of rhubarb[J]. Spectrochimica Acta Part A, Molecular and Biomolecular Spectroscopy, 2017(171):72 - 79.

[49] 孙飞,陈雨,王凯洋,等.基于红外光谱数据融合的姜半夏鉴别方法研究[J].北京中医药大学学报, 2019,42(10):862 - 868.

[50] 杨诗龙.基于智能感官分析技术的贝母及黄连饮片鉴别研究[D].成都:成都中医药大学,2015.

[51] Shi X J, Yang W Z, Qiu S, et al. An in-source multiple collision-neutral loss filtering based nontargeted metabolomics approach for the comprehensive analysis of malonyl-ginsenosides from Panax ginseng, P. quinquefolius, and P. notoginseng [J]. Anal Chim Acta, 2017 Feb 1, 952:59 - 70.

[52] Zhang C, Liu M, Xu X, et al. Application of large-scale molecular prediction for creating the preferred precursor ions list to enhance the identification of ginsenosides from the flower buds of Panax ginseng [J]. J of Agricultural and Food Chemistry, 2022,70(19):5932 - 5944.

[53] Wang H D, Wang H M, Wang X Y, et al. A novel hybrid scan approach enabling the ion-mobility separation and the alternate data-dependent and data-independent acquisitions (HDDIDDA): Its combination with off-line two-dimensional liquid chromatography for comprehensively characterizing the multicomponents from Compound Danshen Dripping Pill [J]. Anal Chim Acta, 2022 (1193):339320.

[54] Hu W, Xu X, Qian Y, et al. Integration of a hybrid scan approach and in-house high-resolution MS2 spectral database for charactering the multicomponents of Xuebijing Injection [J]. Arabian Journal of Chemistry, 2023,16(3):104519.

[55] Lou J, Xu X Y, Xu B, et al. Comprehensive metabolome characterization and comparison between two sources of Dragon's blood by integrating liquid chromatography/mass spectrometry and chemometrics [J]. Anal Bioanal Chem, 2024,416(7):1571 - 1587.

[56] Hong L, Wang W, Jiang M, et al. Unveiling the chemical components variation of Sishen formula induced by different prescription ratios by the advanced liquid chromatography/mass spectrometry approaches [J]. Arabian J of Chemistry, 2024,17(2):105512.

[57] Zou Y, Ding M, Wang H, et al. Integration of ion-mobility high-resolution liquid chromatography/ mass spectrometry-based untargeted metabolomics and desorption electrospray ionization-mass spectrometry imaging to unveil the ginsenosides variation induced by steaming for Panax ginseng, P. quinquefolius and P. notoginseng [J]. Arabian J of Chemistry, 2024,17(6):105781.

[58] Xu X, Jiang M, Li X, et al. Three-dimensional characteristic chromatogram by online comprehensive two-dimensional liquid chromatography: Application to the identification and differentiation of ginseng from herbal medicines to various Chinese patent medicines [J]. J Chromatogr A, 2023(1700):464042.

[59] Xu X Y, Jiang M T, Wang Y, et al. Multiple heart-cutting two-dimensional liquid chromatography/ charged aerosol detector assay of ginsenosides for quality evaluation of ginseng from diverse Chinese patent medicines [J]. J Chromatogr A, 2023(1708):464344.

[60] Feng K, Wang S, Han L, et al. Configuration of the ion exchange chromatography, hydrophilic interaction chromatography, and reversed-phase chromatography as off-line three-dimensional chromatography coupled with high-resolution quadrupole-Orbitrap mass spectrometry for the multicomponent characterization of Uncaria sessilifructus [J]. J Chromatogr A, 2021

(1649):462237.

[61] Jia L, Wang H, Xu X, et al. An off-line three-dimensional liquid chromatography/Q-Orbitrap mass spectrometry approach enabling the discovery of 1561 potentially unknown ginsenosides from the flower buds of Panax ginseng, Panax quinquefolius and Panax notoginseng [J]. J Chromatogr A, 2022(1675):463177.

[62] Liu M, Zhao Y, Li X, et al. Two Multidimensional Chromatography/High-Resolution Mass Spectrometry Approaches Enabling the In-Depth Metabolite Characterization Simultaneously from Three *Glycyrrhiza* Species: Method Development, Comparison, and Integration [J]. J Agric Food Chem, 2024,72(2):1339 – 1353.

[63] Zhao D, Liu M, Sun H, et al. A multidimensional chromatography/high-resolution mass spectrometry approach for the in-depth metabolites characterization of two Astragalus species [J]. J Chromatogr A, 2023(1688):463718.

[64] Wang H, Zhang L, Li X, et al. Machine learning prediction for constructing a universal multidimensional information library of Panax saponins (ginsenosides) [J]. Food Chem, 2024 (439):138106.

[65] 匡艳辉,唐海姣,王德勤,等.基于近红外光谱判定复方丹参片生产过程中冰片的混合均匀性[J].中国实验方剂学杂志,2018,24(6):7 – 11.

[66] 周雨枫,周立红,张凤莲,等.近红外光谱技术在三七提取过程中的在线控制[J].中药材,2019,42 (10):2367 – 2370.

[67] Li W, Han H, Cheng Z, et al. A feasibility research on the monitoring of traditional chinese medicine production process using nir based multivariate process trajectories [J]. Sensor Actuat B Chem, 2016(231):313.

[68] 冯艳春,胡昌勤.近红外技术在我国药品流通领域的应用进展[J].光谱学与光谱分析,2014,4(5): 1222 – 1226.

[69] Qi X, Zeng C C, Liu H P, et al. Rapid quantitative analysis of puerarin using raman spectroscopy [J]. Spectroscopy, 2013,28(4):34 – 39.

[70] Chen W W, Yu L, Hong S, et al. Study on Drug Groups in Huo-Xue-Hua-Yu Decoction with surfaced enhanced raman scattering spectroscopic [J]. Spectroscopy and spectral analysis, 2017,37 (4):1134 – 1138.

[71] 贾莉.有机磷农药表面增强拉曼快速检测技术及应用研究[D].北京:中国农业科学院,2023.

[72] 王嚞,刘诗雨,王慧,等.高光谱智能分析技术在中药材领域的研究与应用[J].中国中药杂志,2023, 48(16):4320 – 4327.

[73] He J, He Y, Zhang A C. Determination and Visualization of Peimine and Peiminine Content in Fritillaria thunbergii Bulbi Treated by Sulfur Fumigation Using Hyperspectral Imaging with Chemometrics [J]. Molecules, 2017,22(9):1402.

[74] 陶益,沈丽莎.激光诱导击穿光谱技术结合化学计量学在中药质量控制中的应用进展[J].中国现代中药,2024,26(1):217 – 223.

[75] 赵倩,缪培琪,刘长青,等.基于 LIBS 的中药质量检测技术与应用[J].天津中医药,2022,39(6): 809 – 816.

[76] 刘晓娜,王喜波,车晓青,等.LIBS 技术在中药质量快速评价中的应用及研究进展[J].世界科学技术—中医药现代化,2020,22(4):1262 – 1269.

[77] 赵倩,缪培琪,李小莉,等.数据融合技术在中药分析领域的应用进展[J].中草药,2023,54(11): 3706 – 3714.

[78] 穆希琼,姚阳阳,彭桐,等.根类药材有机磷农药残留现状及快速检测方法研究进展[J].中国中药杂志,2021,46(22):5736－5743.

[79] 俞静,姚志豪,何开雨,等.基于纳米材料的光学生物传感器在中药真菌毒素检测中的应用[J].分析化学,2023,51(4):472－488.

[80] 陈朗东,曹岩,朱臻宇,等.表面等离子共振生物传感器在中药活性分析中的应用[J].药物分析杂志,2016,36(2):196－201.

[81] 尹磊淼.表面等离子共振技术在中医药研究中应用进展[J].世界中医药,2020,15(11):1555－1558.

[82] 孟烨.药品快速检测技术的应用研究[J].中国卫生产业,2018,15(21):142－143.

[83] 邵鑫,张月,郑雁雪,等.中药中马兜铃酸快速检测及分离技术研究进展[J].中草药,2022,53(19):6200－6212.

[84] 郭艳丽,鞠爱霞.DNA分子标记技术在中药鉴定学中的应用[J].黑龙江医药,2012,25(4):545－547.

[85] 詹立平,赵鑫,刘志梅.基于PCR技术的现代分子生物学操作在中药鉴定中的应用[J].中国医药导报,2013,10(7):25－26.

[86] 鄢雷娜,陈希,储梅君,等.双重实时荧光定量PCR技术检测中药制剂中沙门氏菌和大肠埃希菌[J].中国药物评价,2022,39(4):309－313.

[87] 谢树莹,周金海.机器视觉在中药领域的应用现状及展望[C].中国中医药信息研究会.第四届中国中医药信息大会论文集,2017:4.

[88] 张一凡.基于数字智能化快速检测技术的姜炭不同炮制程度的质量分析研究[D].广州:广东药科大学,2022.

[89] 黄彦昌,边澈,杨燕云,等.质谱成像技术在中药材质量鉴定和生合成途径研究进展[J].中华中医药学刊,2024:1－13.

[90] 黄烈岩,聂黎行,董静,等.质谱成像技术在中药研究中的应用现状[J].药物分析杂志,2022,42(10):1675－1689.

[91] 徐硕,金鹏飞,徐文峰,等.离子迁移谱技术在中药和保健品中非法添加化学药物检测中的应用[J].中南药学,2020,18(4):620－626.

[92] 余逸,陈子郁,于丽丽.微流控芯片技术在中药研究领域的应用进展研究[J].华南国防医学杂志,2022,36(7):584－587.

[93] 曹亚楠.基于微流控LAMP技术的中药饮片病原菌多靶标快速检测方法[D].武汉:湖北中医药大学,2022.

第五节
中药创新药物研发技术

中药新药研发是中药现代化的重要内容,传承创新中医药精华,以科学技术推进中药研发,研制出优质、有效的中药新药,是解决和保障临床疾病治疗需求的根本目的,也是推动中医药事业和中医药产业高质量发展的关键之一。随着科学技术的快速发展,新质生产力成为了推动各个战略产业进步的重要引擎。尤其在高度依赖技术创新和知识密集的中药新药发现领域,新质生产力的引领作用更为显著,其表现形式尤为丰富,能够为中药新药的发现和创新发展注入强大动力,提供了新的机遇和可能性。新质生产力助力中药新药研发将会是中药现代化的发展趋势。在此背景下,中药新药创新亟需加速发展,向更高效、更优质的方向迈进。

本节主要探讨在新质生产力驱动下,中药创新药物研发的关键技术体系。具体从四个层面展开:中药新药研发的数据平台体系、中药新药研发的算法平台体系、中药新药药效评价的实验平台体系以及新一代生成式人工智能在中药新药研发中的应用。通过对这些层面的深入阐述,旨在揭示新质生产力在中药新药研发全过程中的重要作用,助力现代中药新药的创新与发展,为未来的中药创制提供启示与指导。

一、中药新药研发的数据平台构建

中药作为中华民族宝贵的文化遗产,拥有数千年的历史和广泛的应用基础。在这漫长的发展过程中,中药积累了庞大而复杂的知识体系和数据资源。这些数据既包括古代文献中的经验记录,也囊括了现代科学实验中的实验数据以及临床研究中收集的大量患者数据。它们涵盖了化学、药理学、临床医学等多个领域,展现出多维度的信息特征。这些数据不仅规模庞大、种类繁多,而且其复杂性极高,不同数据之间的关联和交互也进一步增加了分析的难度。

在中药新药研发的过程中,研究人员需要处理和分析这些不同来源的中药数据,以便提取出有效的药物成分和治疗机制。然而,由于数据类型多样且信息复杂,如何将这些异构数据进行有效整合、深度分析,并从中挖掘出有价值的洞见,已成为中药新药研发过程中亟待解决的关键问题。

随着科技的不断发展,信息技术和大数据技术的出现为中药新药研发中的数据处理带来了新的方法和工具。以往,在中药新药的研发过程中,大量的实验数据、文献资料以及临床试验信息需要通过人工筛选和传统分析手段处理,这不仅耗费了大量时间和精力,还容易受到人为因素的影响,效率低下。而大数据平台能够集成多种数据源,建立一个全面的研究体系,通过多维度的数据整合和深度分析,使研发人员能够快速、系统地处理和分析这些数据,揭示药物成分与疾病机制之间的复杂关系,从而加速中药新药研发进程。

(一) 中药新药研发的数据平台需求

新质生产力强调的是利用先进技术提升生产力的质量和效率。在中药新药研发过程中,数据平台的构建需要适应这一要求以支持从药物筛选到临床试验的各个阶段。

首先,数据平台需要具备强大的数据整合能力。中药新药研发涉及大量的异构数据,包括中药材的化学成分数据、药理实验作用数据、专家经验数据、临床检测数据等。这些数据来源广泛,涵盖了实验室研究、临床数据、文献资料等多个方面。为了确保数据的有效性和一致性,数据平台必须具备强大的数据整合和标准化功能,从而能够高效地从不同的源头获取数据,并将其转化为一致的格式,以确保数据在分析和应用时的一致性和可比性。这种整合能力不仅能提高数据的利用效率,还能减少数据处理过程中的错误和冗余,从而为后续的分析和决策提供可靠的基础。

其次,中药新药研发过程中产生的数据量极其庞大,涉及多个阶段和层面。因此,数据平台必须具备强大的数据存储和管理功能。因此,平台需要支持高效的数据存储结构,以应对大规模数据的存储需求。数据平台应提供稳定的存储解决方案,确保数据的安全存储,并具备完善的数据备份机制,以防止数据丢失或损坏。另外也需要提供灵活的数据查询和提取功能,以满足不同阶段和需求的数据分析要求。这包括支持多维度的数据检索、数据筛选和数据提取,能够快速响应用户对数据的各种需求,并提高数据处理的效率。

此外,数据平台的兼容性和互操作性也是关键需求之一。在中药新药实际研发过程中,会涉及多个研究机构、实验室和临床单位,这些单位使用的系统和工具可能各不相同。为了实现数据的有效共享和合作,数据平台需要支持与其他系统的接口和数据交换功能。

这意味着平台需要能够与不同的系统进行无缝对接，支持标准化的数据交换协议，以确保不同单位之间的数据流畅传递和共享。这不仅能够提高数据的利用效率，还能够促进跨学科、跨机构的合作研究，推动整个研发过程的协同和优化。

最后，数据平台应具备高水平的数据安全性和隐私保护功能。在中药新药研发过程中，数据安全性和隐私保护是至关重要的。涉及的数据类型包括临床试验数据、个人健康数据等，这些数据往往包含大量敏感信息。因此，数据平台必须具备高水平的安全性和隐私保护功能。平台需要遵循相关的数据保护法规，实施严格的权限控制和数据加密措施，以确保数据的安全性和隐私性。这包括设置用户权限管理系统，确保只有授权人员能够访问敏感数据，采用先进的加密技术保护数据在存储和传输过程中的安全。同时，平台还需要提供数据访问的审计和监控功能，以便及时发现和应对潜在的安全威胁，维护数据的完整性和安全性。

（二）中药新药研发的数据平台的构建与框架设计

为了有效利用大数据技术推动中药新药研发，需要构建一个具有高效数据管理和分析能力的数据平台体系。该平台应具备数据采集、存储、处理、分析和可视化等多个功能模块，以支持中药新药研发全流程的需求。

1. 中药数据采集层

数据采集是构建大数据平台的第一步。对于中药新药研发来说，数据源可以分为以下五类。

文献数据：包括古代医学文献、现代科研论文、专利文献等。通过文本挖掘技术，能够从大量文献中提取有价值的信息，对基础数据库进行数据挖掘整合，形成一个全面的大基数的、初始化的中药数据平台。

实验数据：中药新药研发过程中产生的真实实验数据，包括化学结构数据、生物活性数据、药理实验数据等。这些数据通常来自于高通量筛选实验和动物实验，需要通过实验数据管理系统进行规范化处理。

临床数据：中药新药在临床试验中的数据，包括患者的病历数据、治疗反应和不良反应数据等。通过电子病历系统和临床数据采集工具，可以实现对这些数据的高效采集和管理。

实时监测数据：通过生物传感器、智能设备等新技术，能够实时监测患者的生理指标、代谢水平等动态数据，为中药药物疗效评估提供重要参考。

经验数据：以中医药古籍、经典中医药文献、专家诊治经验、临床经验为基础，整合分析传统用药数据及用药规律,补充组分中药数据库特色经验知识数据。

2. 中药数据存储层

中药大数据平台需要能够存储海量异构数据,采用分布式存储系统是解决这一问题的有效途径。Hadoop等分布式存储架构能够支持PB级别的数据存储,并且具有良好的扩展性。同时,平台还需要对数据进行合理的分类和标注,以确保不同类型的数据能够得到有序存储和管理。

其中如实验数据、临床数据等在内的结构化数据,采用关系数据库进行存储,便于后续的检索和分析。包含文献数据、影像数据等的非结构化数据,可以采用NoSQL数据库或对象存储技术进行管理。这类数据具有较大的灵活性,可以通过关键词或特定算法进行快速检索。此外由于数据源的多样性和复杂性,平台必须具备强大的数据清洗和预处理功能。对采集到的原始数据进行格式化、去重、去噪等处理,以确保后续分析的准确性。

3. 中药数据处理与分析层

在大数据平台上,数据处理与分析是其核心功能。通过数据分析模块,研发人员可以对海量数据进行深度挖掘,探索药物成分与疾病的关联、药物机制的潜在作用路径等。

利用机器学习和深度学习算法,平台能够实现中药成分筛选、药物靶点预测、药效评估等多项功能。例如,卷积神经网络可以用于图像数据分析,以识别化合物结构特征;而递归神经网络可以处理时间序列数据,用于药物代谢过程的动态建模。

中药的多成分、多靶点特点使得其药效机制更加复杂,大数据平台能够整合生物学、化学、临床等多维度数据,通过多维度关联分析揭示药物的多靶点作用机制,并筛选出潜在的药物组合。

通过构建中药成分、靶点、疾病之间的关系网络,平台可以进行网络药理学分析。借助图算法,可以识别出药物成分对特定靶点的影响,并预测药物的全局作用机制。

4. 中药数据的可视化与报告生成

数据的可视化展示是大数据平台的另一个重要功能。研发人员可以通过数据可视化工具,直观地展示药物成分、实验结果、药效评估等关键数据,为决策提供依据。例如,药物筛选结果可以通过热力图、网络图等形式进行展示,临床试验数据可以生成详细的患者反应曲线和统计报告。此外,中药数据平台还应具备自动报告生成功能,能够将数据分析结果自动转化为可读性强的报告,便于科研人员或决策者进行后续的判断和调整。

(三)中药数据平台的关键技术与挑战

在构建中药新药研发的大数据平台过程中,虽然技术已经具备了一定的成熟性,但仍然面临诸多挑战。由于中药领域的研究数据来源广泛,不同数据之间的标准往往不统一,导致数据标准化与互操作性低。例如,不同研究机构对同一中药成分可能采用不同的命名规则,不同数据库之间的格式也存在差异。因此,构建统一的数据标准和格式转换规则是保证平台数据互操作性和分析准确性的前提。

此外中药数据平台的构建涉及多种技术的集成,包括数据存储、数据处理和数据分析技术。技术集成的复杂性要求平台具备良好的兼容性和扩展性。采用标准化的接口和协议可以提高技术集成的效率。

随着科技的不断进步,中药新药研发的数据平台也将不断发展。未来的数据平台将更加智能化、自动化,能够支持更多的数据类型和应用场景。

随着中药新药研发的不断发展,数据平台在推动中药现代化和创新研发方面起到了关键作用。近年来,多个综合性数据库相继开发并投入使用,涵盖了中药化学成分、药理机制、临床应用、药物靶点等方面的数据。以下将介绍几个在中药领域颇具影响力的数据库平台:ETCM、TCMID、TCMSP、HERB 和 FangNet,这些平台在不同层面为中药新药研发提供了丰富的数据资源与技术支持。

ETCM(the encyclopedia of traditional Chinese medicine)是一个旨在整合并系统化传统中医药知识的大型数据库平台。该平台涵盖了中药的基本信息、化学成分、药理作用以及其在传统医学中的应用。ETCM 作为一个多维度的数据库,结合了古籍文献、现代科研成果和药物数据库,构建了一个以知识图谱为基础的中医药信息整合系统。TCMID(traditional Chinese medicines integrated database)是一个整合了中药成分、靶点、疾病、处方以及药物相互作用等信息的多功能数据库。该平台结合了化学、药理、基因和疾病等不同维度的数据,为中药的现代化研究提供了丰富的资源。TCMSP(traditional Chinese medicine systems pharmacology database and analysis platform)是中药系统药理学数据库与分析平台,专注于通过系统药理学方法揭示中药的成分、靶点及药理作用机制。TCMSP 的独特之处在于它不仅提供了中药的化学成分,还结合了这些成分的药代动力学参数,提供了从药物筛选到药效评估的全流程数据支持。HERB(a high-throughput experiment and reference-guided database of traditional Chinese medicine)是一个基于高通量实验与参考文献指导的中药数据库,专注于通过高通量数据分析中药的药理作用和药物靶点。该平台的独特性在于结合了实验数据与传统文献,构建了一个高度精准的中药成分与靶点关联数据库。FangNet 则是一个针对中药复方的数据库,专注于解析中药复方的配伍规律和药理机制。由于中药复方的复杂性,该平台通过网络药理学的方式,构建了复方—成分—靶点—疾病的关联网络,为复方的现代研究提供了技术支撑。以上5个平台的具体比较如表2-3所示。

表2-3 5种数据平台特点及应用场景对比

数据平台	特　点	应用场景
ETCM	文献与数据库结合:平台通过文献考证,系统地整合了历史上不同版本的《本草纲目》等经典中药文献,确保了数据的科学性和传统医学文化的传承性; 药物化学结构分析:提供了化学成分的详细结构信息及相关药理作用,为药物筛选和药效机制研究提供了重要的基础	通过平台查询中药材的成分和药理数据,找到潜在的药物候选分子及其作用机制。数据分析和挖掘功能还可帮助研发人员优化药物开发路径
TCMID	药物—靶点—疾病网络:TCMID将中药与其相关的靶点和疾病通过网络模型整合在一起,提供了直观的药理机制分析工具; 整合现代生物信息学:该数据库结合了基因组学、转录组学和蛋白质组学等现代生物信息学数据,支持中药药理作用的分子机制研究	TCMID对研究人员探索中药成分的药理机制、药物靶点和治疗作用具有重要意义,并为中药处方的现代化分析提供了一个综合性平台
TCMSP	药代动力学分析:TCMSP提供了中药化合物的口服生物利用度、分子极性、类药性等药代动力学参数,这使得研究人员可以在药物研发初期对化合物的成药性进行预测; 多维度分析工具:平台提供了丰富的数据分析工具,可以用于构建药物—靶点网络、预测药物的药理活性以及分析药物的药效作用机制	TCMSP为中药新药的发现与开发提供了系统的药理学分析工具,特别适用于化合物筛选、靶点预测和药效评估
HERB	高通量实验数据整合:平台通过整合高通量筛选数据,提升了数据的准确性和权威性。相比于仅依赖文献的数据库,HERB在数据质量上有显著优势	用于发现中药活性成分的潜在药物靶点,以及研究中药复方的药理作用和多靶点调控机制
FangNet	复方配伍网络:FangNet构建了复方—成分—靶点的网络分析工具,揭示了复方中多种成分之间的协同作用及其与靶点的复杂关系; 复方配伍规律分析:通过该平台,研究人员可以探索中药复方的科学配伍规律,优化复方设计并预测其在疾病治疗中的潜在作用	主要用于复方的药效机制研究,特别是中药复方在多靶点、多途径调控疾病方面的应用

二、中药新药研发的算法平台构建

新药研发一直是医药领域中的一项具有挑战性的任务,其复杂性不仅体现在高昂的研发成本、漫长的研发周期,还包括极低的成功率。随着疾病的多样化和药物耐药性问题的不断增加,市场对新药的需求持续攀升,这也迫使科研界不断地探索更高效、更精准的药物研发途径。在此背景下,基于AI的新药研发技术应运而生。AI在新药研发中的应用,涵盖了靶点发现、药物筛选、分子优化等多个关键环节,能够大幅降低成本、缩短研发时间,并提升成功率,逐步破解新药研发中"高投入、高风险、长周期"这三大难题。

与此同时,中药在新药研发中展现出独特优势。其高度多样化的化学结构和优异的生物相容性,使中药的化学成分能够精准匹配人体各类靶标的空间需求。这些特质使得中药在新药发现中占据重要地位。另外，中药新药研究基于的是中药的传统功效和丰富的临床经验，遵循从临床到实验室再回到临床的规律，这不仅提升了新药研发的成功率，也为新药发现提供了重要资源。

中药新药研发是现代医学与传统中医药文化的交汇点，通过结合现代科学技术对传统中药的化学成分和药理作用进行深度解析，推动新药的发现与开发。结合 AI 技术与中药的独特优势，新药研发正进入一个全新的时代，既继承了传统智慧，又借助科技创新，推动中医药产业的进一步发展。本部分将系统介绍中药新药研发中的算法平台构建，从基础理论、技术框架、关键技术到实际应用场景进行深入分析，探讨如何利用算法平台推动中药新药研发。

中药新药研发的目的是开发或发现具有生物活性、治疗作用的创新中药。而在中药新药研发的过程中，原创性稀缺，迫切需要坚持中医药原创思维，加强以中医药理论指导，系统生物学等多学科前沿技术同中药新药研发的深度交叉融合的中药新药发现模型的构建。这要求我们主要构建包含中药作用靶点预测、中药药效物质筛选、中药药效物质结构优化改造、中药药效物质组合模型，为新药研发提供新的思路和方向。

（一）中药作用靶点的预测

靶点的发现、确证和选择是新药研发的起点。无论是中药还是化学合成药，药物靶点是药物发挥其药理作用的核心基础。靶点的早期确定往往直接影响研发项目的成败。新的药物靶点发现对于新药开发、老药新用、降低耐药性以及阐明药物副作用机制等方面有着重要的意义。药物的靶点主要包括酶、受体、核酸、离子通道、激素和细胞因子等。在已知的药物靶点中，蛋白质类靶点是数量最多、研究最广泛的靶点。在过去的十几年里，FDA 批准上市的药物绝大部分是靶向蛋白质的，获批上市的 1578 种药物与 893 个各类生物分子相互作用并发挥药物疗效，在治疗人类疾病的药物中 667 个靶点属于蛋白质。目前人类已发现的药物蛋白靶点仅占已知蛋白的很小一部分，随着人们对于疾病的认识逐渐完善以及药物研发成本的不断加大，发现新的药物靶点对药物研发和临床应用有重要意义。

靶点发现是 AI＋新药研发中最为热门的应用领域，AI 通过深度学习技术快速发现药物与疾病以及疾病与基因间的连接关系，无需繁琐复杂的实验操作，同时，AI 的学习方式不受偏见，算法的迭代优化速度快，可以扩展研究人员的认知边界，打破传统的定性思维模式，节省寻找新靶点并验证的时间和成本，最大程度地避免盲目尝试，进而缩短靶点发现周期，减少资金投入。将系统生物学和 AI 算法相结合，挖掘多组学数据和患者临床健康信息的关联,联合自然语言处理技术,可以找出潜在的通路、蛋白和机制等与疾病的相关性,以发现与疾病相关的新靶点。这些新靶点的发现将为药物研发提供更多的选择,并有望为疾病的治疗带来新的突破。众多人工智能算法,特别是基于分类器的算法,已经广泛应用于药物靶点识别领域。这些算法通过预测与疾病相关的基因、识别药物靶标以及分析疾病对药物的反应,帮助研究人员有效筛选潜在的药物靶点。

此外,新兴技术如单细胞组学、空间转录组学等组学的整合应用,也在逐渐成为加速新靶点发现和验证过程的有力工具。这些技术的综合使用有望揭示细胞、组织和生物体内部的复杂生物学特征和相互作用,从而帮助确定与疾病相关的潜在靶点。单细胞组学技术能够对单个细胞进行高通量的基因组学、转录组学和代谢组学分析。通过单细胞RNA测序,可以识别不同类型的细胞以及细胞之间的转录状态的差异。这些技术能够发现在疾病发生和发展过程中特定细胞类型的转录变化,从而揭示潜在的疾病相关靶点。空间转录组学技术可以进行组织和细胞水平上对基因表达进行高空间分辨率的分析。通过将基因表达信息与组织形态和空间位置相关联,从而识别细胞类型、细胞状态以及基因表达的空间分布。这有助于发现在特定组织区域或细胞亚群中表达的潜在靶点。中药发挥药理作用具有多靶点、多通路的特点,因此多靶点药理作用成为中药研发的一个重要属性。通过系统生物学和网络药理学方法,可以构建药物—靶点—疾病网络模型,预测中药成分的潜在靶点。这些模型可以整合化合物的结构信息、靶点的蛋白质序列以及与疾病相关的基因数据,帮助研究人员更高效地发现具有多靶点调控作用的中药化合物。

（二）中药药效物质筛选算法

药物发现过程极其复杂,其演变历程可以追溯到早期基于表型的随机发现时期,随着科学技术的不断进步,药物发现的方法也经历了多次革新和演变,人们开始注意到与药物活性成分相关的作用机制以及活性成分作用于体内的生物靶标,基于机制的药物发现和基于靶标的药物发现逐渐取代了基于经验的药物发现。为了加快药物发现的速度,大规模药物筛选技术勃起,高通量筛选技术、合成技术应运而生。随着生物技术的迅速发展,诸如基因组学、蛋白质组学、代谢组学和结构生物学等技术的出现,助力识别新的药物靶点、明确药物作用机制、评估药物的安全性和有效性,加速推动个性化和精准药物的发现。而如今,基于AI辅助的药物发现与设计已成趋势。利用人工智能技术,可以快速分析和挖掘大量的药物相关数据,包括分子结构信息、活性数据、生物靶点等,从而辅助药物设计和发现过程。基于机器学习、深度学习等算法,AI可以预测药物分子的活性、生物活性靶点、药物—靶点相互作用等重要信息,为药物研发提供新的思路和方法。同时加速药物分子的筛选和优化过程,提高药物研发的效率和成功率。

鉴于 AI 发展的重大战略优势,我国早在 2017 年就颁布了"新一代人工智能发展计划",将新一代人工智能的发展提升为国家战略。又因药物需求市场规模较大、增速较快,迫切需要使用 AI 助力新药研发。AI 的迅速发展为药物发现带来了巨大的变革,能够实现在医药产业自上游到下游的投入使用,药物研发在全球医疗 AI 市场中的份额最大,占比达到 35%。其中基于 AI 筛选的药物发现的应用场景已经能够为企业带来实际收益。

AI 在新药物发现方面发挥着巨大的作用,目前的化合物数据库中有大约 1.06 亿个化学结构,它们分别来自不同类型的研究,如基因组研究、临床和非临床研究、体内分析和微阵列分析研究等。在传统药物发现方法下,基于实验室实验对如此巨大的数据库进行药物发现是不切实际的。AI 可以根据数据库中化合物的活性位点、结构、分子水平的离体靶标结合能力、细胞水平的药理活性以及动物水平的体内药效,从而利用 AI 算法模型,如分类模型、回归模型和生成模型等来发现新的药物结构。此外包括 Binding DB、ChEMBL 和 ZINC 在内的公开数据库,涵盖了数百万种化合物及其具体生物、化学信息,例如化合物结构、靶点活性数据等。利用 AI 的算法模型可以学习数据库中化合物的信息,从而构建活性筛选模型,预测化合物的活性来发现新的药物。

AI 在中药药效物质虚拟筛选中的应用涉及多个关键技术手段,其中主要包括机器学习、深度学习、分子对接和量子化学计算等。机器学习和深度学习是 AI 应用的核心技术。通过构建大规模的中药化合物数据库,ML 算法可以分析化合物结构与药效之间的关系,识别潜在的药效物质。深度学习则进一步通过多层神经网络自动提取化合物的特征,从中挖掘出隐含的模式,用于预测中药成分的生物活性。分子对接是虚拟筛选的核心工具之一,用于模拟化合物与生物靶点之间的相互作用。通过计算分子之间的结合能和空间结构匹配度,研究人员可以初步评估中药成分对特定靶点的作用强度。此外量子化学计算方法为预测中药化合物与生物靶点的相互作用提供了精确的理论基础。通过计算化合物的电子结构和能量分布,研究人员可以更深入地理解中药化合物的药效物质特性。基于 AI 的量子化学计算能够更快地处理大规模分子数据,从而筛选出符合药物开发标准的候选分子。

(三)中药药效物质的结构设计

新的中药药效物质设计的目的是为了提高中药的治疗效果、减少毒副作用以及克服药物的耐药性。设计方法主要分为全新的从头药物设计和药物结构优化两种。传统上这两种策略均依赖于药物化学家的经验。但该方法会受到药物化学规则和已知结构的限制，有时会导致设计的化合物缺乏创新性和多样性，覆盖不了全面的化学空间。此外，由于设计方法的不确定性，有时候容易陷入局部最优解，无法找到更优的新化合物，需承担大量的试错成本。因此，基于新质生产力的自动化分子生成/结构优化是相对较好的解决策略。

深度学习算法是近年来 AI 领域的突破性技术之一，特别是在生成模型的应用上表现出色。基于深度学习的生成模型可以通过学习大量药物分子的结构与特性，预测和生成新的化合物分子，用于中药药效物质的设计。

生成对抗网络（generative adversarial network，GAN）是近年来广泛应用于图像生成、文本生成以及分子结构生成的深度学习模型。GAN 通过两个对抗的网络——生成器和判别器，逐步提升生成结果的质量。对于中药药效物质结构设计，GAN 可以在药物分子数据集的基础上，生成具有特定药理活性的全新分子结构。这一方法通过对化合物特征的深度学习，不仅可以生成新的药物分子，还能够优化已有分子结构，使其在药效、毒性和药代动力学等方面更具优势。

变分自动编码器（variational autoencoder，VAE）也是一种常用的深度生成模型。VAE 通过将分子结构数据映射到一个潜在的隐空间中，并从该隐空间中生成新的分子结构。VAE 的优势在于其对复杂化合物结构的学习能力，能够生成具有多样性和潜在药理活性的化合物。因此，VAE 在中药药效物质的发现与设计中，能够快速生成与中药分子结构类似但可能具有更好药理活性的新化合物。

图神经网络（graph neural networks，GNN）是近年来在分子结构分析与设计领域迅速崛起的一种 AI 算法。由于分子结构天然地可以用图表示（原子作为节点，化学键作为边），GNN 在分子建模中表现出了强大的能力。GNN 通过对分子结构的图模型进行学习，可以有效预测分子的各种理化性质和药效。还可以通过对分子图的操作，优化已有分子结构，使其具有更强的药理活性或更低的毒性。

强化学习（reinforcement learning，RL）是一种通过奖励机制引导模型学习的算法。在药物设计领域，RL 可用于引导分子生成模型，设计出符合特定药理性质的新分子结构。通过定义特定的药理指标（如生物活性、毒性等）作为奖励函数，强化学习模型可以逐步优化生成的分子，使其在这些指标上表现更好。与 GAN、VAE 等深度学习模型不同，RL 的优势在于其"目标导向"的生成方式，能够生成满足特定药效需求的分子结构。例如，对于中药药效物质，RL 可以通过设定优化目标（如提高活性、降低毒性等），生成适合特定靶点的全新分子。

此外,生成式人工智能的快速发展为各领域带来了新的机遇和挑战,目前在生命科学领域备受关注。而在图像处理领域,扩散模型等新兴技术的涌现,为图像生成和处理提供了全新的思路和方法。这些新兴的生成类人工智能模型,通过利用分子图结构,为分子生成研究带来了新的方向和可能性。

（四）中药的药物组合设计

中药配伍是中医药理论体系中最独特的领域,是中医药的优势与特色,如何对药效物质进行配伍组合,并使其药效等同于或优于原方、原药效物质是需要探讨的。

网络药理学是一种基于生物网络的药物协同预测方法,它通过构建药物—靶点—疾病的网络模型,来识别药物之间的潜在协同作用。利用药物与靶点之间的相互作用网络,通过图论算法（如最短路径、中心性分析）来预测药物组合的协同效应。通过分析药物在不同疾病中的作用,结合疾病相关的基因网络,预测药物组合在治疗特定疾病中的协同效应。网络中的节点和边代表药物、疾病和它们之间的相互关系,利用网络结构和算法来发现潜在的协同作用。

机器学习提供了有效探索大型组合空间的可能。随机森林、支持向量机等方法主要关注药物化学特征和特定疾病靶点。深度学习引入疾病基因组信息,对作用于多种类型疾病的药物组合进行协同预测。主动学习算法可以在已知组合数据的基础上,迭代推荐出近似于实验验证结果的成分组合。以上算法虽然策略不同,应用场景不同,但都大大地降低了组合预测成本,提高了组合预测效率。

基于 GNN 的算法在药物协同预测领域表现出色,为药物组合的协同预测提供了强有力的工具。GNN 通过迭代地传播节点之间的消息（即特征）,逐步更新节点的表示,使得每个节点能够整合其邻居节点的信息。通过多层消息传递,GNN 能够学习到药物之间的复杂交互关系,从而进行协同效应的预测。

双图卷积网络（bipartite graph convolutional network, BGCN）是一类专门用于处理药物—靶点网络的 GNN 模型。在 BGCN 中,药物和靶点分别被表示为两类节点,边则表示药物和靶点之间的相互作用。BGCN 通过对药物和靶点的双图进行卷积,能够有效地捕捉药物与靶点之间的关联信息。BGCN 通过分别对药物节点和靶点节点进行图卷积操作,逐层聚合邻居节点的信息,并通过共享参数的方式实现对药物—靶点关系的建模。最后,模型通过一个全连接层对药物组合的协同效应进行预测。BGCN 能够充分利用药物与靶点之间的相互作用信息,对于具有明确靶点的药物组合预测具有较高的准确性。此外,该模型能够捕捉到药物作用机制上的协同关系,而不仅仅是基于药物化学结构的相似性。

图注意力网络(graph attention network, GAT)是 GNN 的一种变体,通过引入注意力机制,能够根据节点间的重要性动态地调整消息传递的权重。在药物协同作用预测中,GAT 可以根据药物节点间的相似性和靶点关联性,自动学习最重要的药物交互特征。与传统的图卷积操作不同,GAT 通过引入注意力机制,为每条边分配不同的权重。这意味着在药物组合预测中,模型能够自动识别出那些对协同效应贡献更大的药物关系,并赋予其更高的权重。GAT 具有更高的灵活性和鲁棒性,特别适用于处理存在噪声或不完整信息的图数据。此外,注意力机制能够帮助模型在药物相互作用网络中自动突出关键节点,使得预测更加精准。

人工智能在药物研发中的应用也伴随着诸多风险与挑战。从技术发展的角度来看,某些领域的人工智能应用仍处于起步阶段,未来可能会面临提升模型泛化能力的难题。中药药物研发中的数据往往高度复杂且多样化,如何让模型在处理不同类型和来源的数据时保持稳定的预测能力,是一大挑战。在提升人工智能算法预测准确度方面,尽管现有模型能够在特定条件下实现较好的效果,但如何在更加复杂的生物系统和真实环境中保持高精度预测,仍是亟待解决的难题。

三、中药新药药效评价的实验平台体系

(一)多尺度多模态的实验模型

中药药物的多成分、多靶点、多通路的特性使得其药理作用机制复杂多样,给现代中药新药研发带来了巨大挑战。随着生物医学技术的飞速发展,多尺度、多模态的研究方法为中药药理机制的解析提供了全新的视角与技术支持。这种方法不仅从分子层面到系统层面解析中药的作用机制,还通过结合多种实验模式和数据类型,全面、系统地研究中药的药效及其潜在的协同效应。中药作用机制涉及多个层次的生物学反应,如分子信号通路、细胞内环境调节、组织器官功能调控以及整体生理状态的改善。因此,单一尺度的研究无法全面揭示中药药效,而需要结合多尺度的实验模型,系统地进行研究。

多尺度多模态的模型是一种通过在不同的生物学层面(如分子、细胞、组织、器官、个体等)进行研究和模拟的方法,以全面理解生物系统的复杂性。对于中药研究来说,药物成分通过一系列复杂的生物过程作用于体内的多种靶点,其效应往往需要跨越从分子到系统的多个尺度。因此,多尺度研究方法有助于揭示中药的多层次作用机制。

在药物筛选技术不断推陈出新下，多尺度多模态的实验平台全面发展，包括了从分子水平到整体动物水平，从微观至宏观的跨尺度、多层次的多种模型。其中在分子水平上直接筛选能够结合特定靶点或影响某一生化过程的活性物质，具有快速、微量且易于评价的优势，但该类方法往往集中于单个生化反应步骤，无法强调特异性、模拟体内起效的真实情况，只适用于初步筛选。细胞模型在中药药效物质筛选中应用最为广泛，它能够在保持细胞结构的完整和受体活性的条件下，检测细胞的成活率、形态变化及各种生理生化指标来评价药物的药效，相比于分子水平筛选得出的结论更可靠，比整体动物模型筛选效率更高、成本更低、所需样本量更少，是中药药效物质发现较为理想的方法。整体动物模型最贴近生物实际情况，能从整体水平观察药物效应、不良反应及毒性作用，可信度高。但实验成本较高、消耗的样品量较大、难以实现大量样品的筛选，大多只能基于在分子、细胞等简单模型上已发现的中药活性物质进行药效评价和机制研究。

（1）分子水平。在分子水平，中药成分通过与特定的蛋白质或核酸靶点结合来调控细胞内的生化反应。通过高通量筛选技术和分子动力学模拟等方法，可以分析中药成分的物理化学性质、药物代谢动力学以及成分与靶点之间的相互作用。其中在靶点层面，靶点结合实验包括共沉淀、酵母双杂交、高通量筛选等方法，检测中药化合物与特定蛋白质靶点的结合。在分子通路的调控层面，中药成分通过调节多条信号通路（如 PI3K/Akt、NF-κB、MAPK 等）发挥作用，分子通路调控实验可以通过报告基因实验、免疫共沉淀等技术验证中药成分的作用机制。

（2）细胞水平。在细胞水平，研究中药成分如何影响细胞内的信号通路、代谢途径和基因表达。细胞实验模型可以模拟中药成分在特定细胞环境中的药理作用，揭示其对特定细胞类型或病理状态的影响。其中细胞毒性实验，通过 MTT、CCK-8 等实验检测中药成分或复方对细胞活力的影响，以评估药物的毒性和安全性。细胞功能调控实验中，细胞增殖实验用以检测中药成分对细胞增殖的促进或抑制作用，常用 BrdU、EdU 等标记实验。细胞迁移与侵袭实验通过划痕实验、Transwell 实验评估中药对细胞迁移和侵袭能力的调控作用，特别是在抗肿瘤药物研究中有重要应用。细胞信号通路实验则是通过 Western blot、RT-PCR 等方法检测中药成分对细胞内信号传导通路的影响，如促炎性通路的抑制或抗氧化通路的激活。此外细胞内代谢实验通过代谢组学技术监测中药成分对细胞代谢网络的调控作用。

（3）组织和器官水平。在组织和器官水平，研究中药成分对不同器官的生理功能调控，如抗炎、抗氧化、免疫调节等作用。这一层面的研究通常依赖于动物模型和组织培养实验,旨在模拟中药成分在体内的复杂药理效应。其中器官芯片技术模拟了人体不同器官的微环境,可以在体外研究中药成分在特定器官中的药效作用。通过将细胞培养在微流控芯片上,形成具备生理功能的微器官环境,研究中药复方在多个器官中的协同效应。在离体组织实验层面中,离体心脏实验常用于研究中药对心脏功能的调控,特别是针对抗心律失常和心肌保护作用。离体肝脏实验研究中药对肝脏代谢功能的影响,尤其是解毒和肝脏保护作用。组织病理学研究则是通过 H&E 染色、免疫组化等技术,观察中药成分对特定组织病变的修复效果或病理变化的抑制作用。此外类器官可以模拟器官发育的动态时空过程,模拟各种人类疾病,并作为一个有效的临床前平台来测试和指导个性化治疗。虽然目前类器官技术在中药药效物质发现的领域应用较少,但其培养技术已经可以逐步实现在培养皿中模拟人体器官发育和人类疾病病理,并在基础研究、药物发现和再生医学中得到了广泛的应用。

（4）个体水平。个体水平的研究涉及中药对整个机体的药效和毒性评估,通常通过临床前和临床研究进行。通过结合体内成分的药代动力学数据,可以全面分析中药在机体中的吸收、分布、代谢和排泄过程及其对不同个体或群体的个体化治疗潜力。动物模型是验证中药药效的关键实验模型,常见的模型包括抗炎模型（如小鼠耳郭肿胀实验）、抗肿瘤模型（如荷瘤小鼠模型）、抗氧化模型等。通过动物实验可以验证中药复方在体内的整体药效。动物行为学实验可以用来研究中药对神经系统的作用,特别是在改善认知功能、抗焦虑和抗抑郁方面具有重要意义。常用的实验包括水迷宫实验、旷场实验等。在毒理学研究中,也是通过动物实验研究中药的安全性,评估其急性毒性和长期毒性,确保其临床使用的安全性。此外药代动力学研究利用动物实验研究中药成分在体内的吸收、分布、代谢和排泄,提供成分在体内行为的关键数据。模式动物通常具有生长发育周期短、人工繁育简单等特点,在遗传学和发育生物学领域中应用广泛。具备更科学、准确和重复性好的特点。针对难以直接开展的人的临床试验,珍稀或不易操作的动物,都可相应地选择在性状或遗传具有一定相似性的模式生物替代。

在新时代,无论采用何种中药药效物质研发模型,我们追寻的目标是能够快速、准确、高通量地发现中药药效物质并得到高质量且有效的实验数据。

（二）自动化、信息化、高通量的实验平台

随着科技的不断发展,自动化技术已经成为药物研发过程中的关键环节。对中药新药研发而言,自动化的智能高通量实验平台大大提高了实验的效率和产出。传统的实验方法通常需要大量的人力、时间和资源投入,而自动化平台可以实现实验的高度并行化和自动化,极大地减少了人力成本和实验周期,提高了实验的效率和产出率,这对于中药新药研发而言尤为重要。因为中药研究涉及大量的天然药物和复杂的药效机制,需要进行大规模的筛选和验证实验。自动化的试验平台还可以提高实验的精确度和可重复性,通过标准化的实验流程和严格的质量控制,自动化平台可以消除人为误差,保证实验结果的准确性和可靠性。另外,通过高通量的实验方法和大规模的数据采集,自动化平台可以快速获取大量的实验数据和信息,为中药新药研发提供更全面的支持,从而指导中药新药的设计和优化。

1. 自动化设备应用

实验室自动化设备的快速发展是现代实验平台提升效率和精度的核心要素之一。自动化设备不仅能够执行复杂和重复的实验操作,还能够减少人为误差,节省大量人力和时间。当前,以下几种自动化设备在生命科学领域发挥着重要作用。

液体处理系统:液体处理是几乎所有生物医学实验中最基础的一步,自动化液体处理系统能够精确地控制加样、稀释和转移过程,极大减少人为操作的误差。在药物筛选、基因组测序和蛋白质组学研究中,自动液体处理器可完成高通量实验操作。

自动化培养系统:在细胞和组织培养过程中,自动化培养系统通过精确控制温度、湿度、二氧化碳浓度等参数,实现高通量细胞培养和维护。这类系统能够保证实验条件的高度一致性,并为后续的实验操作提供标准化的样本来源。

自动化样品处理设备:自动化样品处理设备涵盖了从样本的预处理、存储到实验后处理的全过程。例如,自动化样品分装和存储设备能够在$-80\,℃$等极端条件下自动化存储样本,保证样本的稳定性并便于后续的高通量检测。

2. 机器人技术的应用

机器人技术的引入,进一步推动了实验平台的自动化。现代实验室机器人不仅可以执行单一任务,还能进行复杂流程的集成操作。在药物研发、合成生物学以及大规模筛选实验中,机器人系统能够无缝衔接不同实验步骤,确保实验流程的连续性和高效性。

机器人工作站:基于机器人手臂的自动化工作站可以执行多种实验任务,例如液体转移、加样、混合、分装、检测等。通过将多个工作站整合在一个平台中,实验室可以实现从样本处理、化学反应到结果分析的全自动化操作。

协作机器人:近年来,协作机器人在实验室的应用日益广泛。协作机器人可以与人类研究人员共享工作空间,辅助进行复杂的实验步骤,例如样本制备或设备调试。通过减少研究人员的重复劳动,协作机器人极大提升了实验室的工作效率。

3. 智能化控制系统

为了实现多自动化设备的高效协同运作,智能化控制系统至关重要。现代实验平台通过采用人工智能的方法,能够自主调整实验流程,优化实验参数,并实时监测实验状态,从而实现实验操作的智能化管理。

实时监控和反馈系统:智能控制系统可以对实验过程中的关键参数进行实时监控,并根据反馈数据自主调整实验条件。例如,在细胞培养中,系统可以根据细胞生长情况自动调整培养基的成分和添加时间,确保实验结果的可靠性和可重复性。

智能算法优化:在高通量筛选过程中,智能算法能够通过分析大量实验数据,自主优化实验条件。通过机器学习模型,系统可以识别出影响实验结果的关键变量,从而在后续实验中自动优化参数,提升实验效率和结果准确性。

4. 高通量实验平台的核心应用

高通量筛选技术(high throughput screening, HTS)是指以分子水平和细胞水平的实验方法为基础,常以微孔板作为实验工具载体,使用自动化操作平台执行试验过程,以灵敏快速的检测仪器收集实验数据,通过计算机对海量实验数据进行处理分析,同时并行检测成千上万的待测样品,并对相应的数据库支持运转的技术体系[1]。

在新药研发的初期,高通量筛选技术起着至关重要的作用,中药新药研发采用高通量筛选、高通量测序等先进技术,对大量中药样本进行快速、全面的研究。这有助于快速发现具有潜在药效的化合物和中药复方,为新药研发提供丰富的候选药物。

高通量筛选技术由多样化的样品库、精准的筛选模型、自动化的操作系统、高灵敏度的检测系统以及高效的数据采集、传输与处理系统等多个关键组成部分构成,这些部分协同工作,实现对大量候选物质进行快速、准确且高效的筛选,极大地加速了新药研发及其他科学研究的进程。

样品库:HTS利用从天然产物中分离纯化或人工合成的样品进行体外随机筛选。样品库的多样性和数量直接影响筛选结果的可能性和成功率。

筛选模型:HTS模型主要是在细胞和分子水平上建立的筛选模型,观察药物对细胞和特定生物分子的相互作用,认识药物的基本作用机制[2]。分子水平的药物筛选模型有分子互作筛选模型、分子活性筛选模型等。细胞水平的药物筛选模型有报告基因筛选模型、离子通道筛选模型、MTT筛选模型等。

自动化操作系统:HTS的自动化操作系统主要由计算机及其操作软件、自动化加样设备、反应体系控制处理设备、样品存储转运及结果检测等多个部分构成。计算机通过操作软件控制整个实验过程,使得实验步骤得以自动化执行,减少了人工操作的繁琐和误差,显著提高了筛选效率和准确性。

检测系统:随着高通量筛选技术的不断发展,检测仪器的检测能力和灵敏度不断提高,检测方法也不断呈现多样化趋势。现有的检测方法有:分光光度检测法、荧光检测法、化学发光检测法、基于多功能微板检测系统的光吸收、荧光、时间分辨荧光及化学发光等;基于高内涵筛选系统的显微成像;基于 PT-PCR 的核酸扩增;基于 SPR 及 BLI 的分子互做检测等。

通过高效的实验平台和大规模的数据支持,自动化平台可以加速中药新药研发的转化应用和商业化进程,研究人员可以更快地发现和开发具有潜在临床应用价值的中药新药,并将其快速推向市场。这有助于缩短新药从研发到上市的周期,为中药产业的发展注入新的活力和动力。自动化信息化高通量的中药实验研究技术平台体系并不是简单地以机器取代人力、机器组合机器,而是更像一种系统化的智能思维模式,将人类智慧、机器、技术、大数据紧密丝滑地连接起来。中药新药研发正在经历快速的数字蜕变,自动化信息化高通量的中药实验研究技术平台体系在这一转变中起着核心的催化作用,值得期待的是自动化信息化高通量的中药实验研究技术平台体系不断迈向智慧化的同时,也逐渐成长为一个充满可能性的全新科研模式。

四、新一代生成式人工智能在中药新药研发中的应用

随着算力的不断升级,AI 为医疗领域也带来了一场数字化和智能化的革命。在这场革命中,中医药大模型作为代表,将传统中医学理论与现代科技相结合,为医药研究、临床应用和发展提供了强大的支持。

对于中药新药研发大模型而言,如何将中医药数据与自动化实验平台整合起来发现中药新药是首要任务。在此背景下,针对中药新药发现,需要建立一个综合的模型,集成了对话、搜索、算法、设备调度和数据储存模块。该模型通过对话理解问题,利用搜索和自然语言处理提取中药数据,进行深入分析、提出科学假设,并为研究人员提供实验计划。模型利用设备调度模块指导自动化实验室进行实验,产生数据输入至算法系统,利用人工智能算法进行理论计算和实验数据反馈,建立预测模型。采用深度强化学习算法优化参数,更新策略并推荐下一组实验数据。推荐数据经移动机器人模块实验预测,输入至计算大脑模块提高模型鲁棒性。这个过程加速了中药新药发现,提高了研发效率和成功率,推动了中医药数字化改革。

近年来,有许多中医药大模型相继问世,包括岐黄问道大模型、数字中医大模型、神农中医药大模型、TCMLLM、仲景大语言模型、黄帝模型、数智本草、本草智库、华为盘古、华佗中医药大模型等。这些大模型的产生和发展共经历了 4 个阶段:最早期的统计模型阶段;深度学习语言模型阶段;预训练语言模型阶段;超大规模的模型阶段。中医药领域大模型从早期的统计模型一直到现在的超大规模,这主要得益于 AI 技术、大数据和算法的提升。本部分内容就现有的中医药领域大模型的种类、在中医药领域的应用、存在的风险及挑战、大语言模型的基础结构进行概括,以期为中医药大模型在中药新药的研发应用提供参考。

(一) 现有的中医药领域大模型

(1) 岐黄问道大模型。2023 年 7 月,岐黄问道大模型作为中医药领域的 AI 创新先锋发布,由百度健康和固生堂联合开发。该模型以中医药知识训练为基础,具备高效的运行能力和准确的辨证能力,已实现专业化高度。模型包括三个子模型,分别支持确诊疾病的诊疗、基于症状的辨证以及中医养生调理。模型使用了海量中医数据进行训练,可提供精准的诊断和个性化治疗方案,如中药、经络、食疗等养生方式。

(2) 数字中医大模型 GLM - 130B。2023 年 6 月 27 日,数字中医大模型由北京智谱华章科技有限公司和北京中医药大学东方医院共同开发,该模型通过构建数字中医服务平台,探索了高危肺结节的人工智能临床诊疗和临床评价研究等解决方案,实现了中医临床经验的智慧化复制新模式。项目初步研发了医疗垂直领域的问答功能,支持医疗、健康问题的智能化知识问答,并开发了根据症状生成中医处方,提供处方主治症候医学解释等辅助诊疗功能。

(3) 神农中医药大模型。神农中医药大模型由华东师范大学计算机科学与技术学院智能知识管理与服务团队共同完成,旨在推动大模型在中医药领域的发展和落地,提升大模型在中医药方面的知识与回答医学咨询的能力。它以开源的中医药知识图谱为基础,以 LlaMA 为底座,采用 LoRA(rank=16)微调而得。通过以实体为中心的自指令方法,调用 ChatGPT 得到 11 多万条中医药指令数据,推动大模型赋能中医药的传承。

(4) TCMLLM。北京交通大学计算机与信息技术学院医学智能研发团队通过整合 8 个数据来源,涵盖《中医内科学》《中医外科学》《中医儿科学》《中医妇科学》和中医临床经典医案数据、2020 年版中国药典以及多家三甲医院的不同病种的临床病历数据(包括肺病、中风病、糖尿病、肝病、脾胃病等),构建了包含 68k 数据条目(共 10M token)的处方推荐指令微调数据集,并使用此数据集,在 ChatGLM 大模型上进行大规模指令微调,最终得到了中医处方推荐大模型 TCMLLM。该项目能够提供智能处方推荐,通过与 ChatGPT 的对比实验,TCMLLM 的处方推荐结果与医生的更为接近,展示了中医临床诊疗的巨大潜力。

(5) 仲景大语言模型(CMLM-ZhongJing)。CMLM-ZhongJing 是由复旦大学和同济大学联合开发,是首个实现完整训练流程的中医药领域大模型。该模型通过预训练、有监督地微调、不断强化学习与人类反馈环节,从而展现出了很好的泛化能力,在某些对话场景中甚至接近专业医生的水平。CMLM-ZhongJing 数据来源与训练方式主要通过借鉴人类记忆知识的过程,采用专业表格,严格设置特定的 prompt 模板,从而使得该模型生成诊断分析、治疗处方等 15 个场景的内容,促进模型对中医方药数据及诊断思维逻辑的推理能力。

(6) 黄帝(Huang-Di)大模型。黄帝大模型由南京大学信息管理学院与郑州大学人工智能学院共同开发,研究团队在 Ziya-LLaMA-13B-V1 基线模型的基础之上又新增了 22 本("十三五"规划)中医教材数据和在线中医网站及知识库,从而训练出一个具有中医知识理解力的预训练语言模型,并在此基础上通过海量的中医古籍指令对话数据及通用指令数据进行有监督微调,使得黄帝大模型具备中医古籍知识问答能力。

(7) 本草大模型。本草大模型由哈尔滨工业大学社会计算与信息检索研究中心健康智能组合作研发。该模型的数据来源于医学知识图谱以及医学文献,结合 ChatGPT API 构建了中文医学指令微调数据集,并以此对各种基模型进行了指令微调,提高了基模型在医疗领域的问答效果,在使用过程中仍需进一步优化以提高其在特定医疗场景中的应用效果。

(8) 数智本草大模型。聚焦中药产业创新研发的"数智本草"大模型是由天士力和华为云联合开发,并于 2024 年 5 月公开问世。"数智本草"大模型,是基于华为澎湃算力与向量库等先进工具,由天士力与华为云在华为盘古大语言模型和盘古药物分子大模型的基础上联合开发的中医药语言大模型和计算大模型。大模型集守正、创新、产业化三大类海量数据于一体,通过中医药海量文本数据进行预训练,结合向量库检索强化以及中药研发多场景的微调,能够更好地帮助研究者完成中医药理论证据的挖掘和总结。

(9) 本草智库。本草智库于 2024 年 4 月 12 日,在第二届"千种本草基因组计划"研讨会上发布。该模型由很多著名单位联合开发,包括成都中医药大学、太极集团有限公司、天府中药城、北京百度网讯科技有限公司等共同开发。本草智库汇集 1 500 万条中药材基原物种基因信息、3 000 多万条中药成分于靶心互作信息、400 多万个化合物等重要研究底层核心数据,形成了覆盖中药产业链的2000多万个实体和超20亿个关系对知识图谱,让中药材有了专属"基因身份证"。

(10)华为盘古。2024年1月23日,浙江九为健康科技股份有限公司和华为云计算科技有限公司共同推出了这一创新型的大模型——华为盘古。华为盘古基于深度学习技术,通过利用海量的中医药数据进行训练,现已能根据患者输入的症状和体征,智能地推荐个性化方剂和养生方案。该模型的出现标志着传统中医药于现代科技的深度融合,为传统医学和现代科技的融合提供参考价值。

(11)华佗中医药大模型。华佗中医药大模型由亳州市和华为公司共同创办,华佗是东汉末年的杰出医学家,被后人尊称为"外科圣手"和"外科鼻祖",作为亳州中医药的代表人物,故以此来命名。华佗中医药大模型聚焦于药物研发和智慧医疗等方面,促进中医药产业的创新与升级。

(12)其他中医药大模型。除上述大模型之外,还有一些中医药领域的大模型公开问世,包括海河岐伯、数智岐黄、讯飞星火、聪宝素问、天河灵枢和中医药横琴大模型等。

大语言模型(large language models, LLM)作为当前人工智能领域的重要突破之一,其背后的核心技术与训练微调过程对于理解这些模型的强大能力至关重要。LLM依赖深度学习和神经网络技术,在海量数据的支撑下,能够高效完成复杂的自然语言处理任务。下面将深入探讨LLM的核心技术及其训练和微调过程,并重点介绍其在提升语言理解和生成能力中的关键作用。

(二)大模型在中医药领域中的应用

据资料显示,截至2022年11月30日在Pubmed中检索"大语言模型与医学"的用户达到1亿人以上,收录文献从2020年的182篇增长为2023年的867篇,由此可见大模型已成为助力中医药发展新方向。中医药领域大模型作为一种医学辅助工具,在医学临床、科研和医学教育等方面都展现出巨大的应用潜力,在中医药领域的应用前景十分广阔。

在医学教育领域,中医药大模型可以帮助进行个性化辅导以及丰富教学内容和形式。教师可以据此制定针对性的教学计划,实现中医教学的个性化,即可以在大语言模型中输入学生的优势、劣势、学习目标和偏好等个人信息,生成适合学生特定需求的个性化学习计划,以此来制定个性化辅导,提高教学效率。此外大模型可以自动生成所需的教育资源,提供虚拟的病人案例信息供师生讨论分析和模拟诊断,极大地丰富了教学内容和形式,提升学生的学习体验与参与度。学生可以通过向模型提出自己的疑问,模型会基于其庞大的数据库提供详细的答案和解释。

在科研领域,中药大模型能够进行文献传承和知识挖掘,助力药物研发,辅助实验设计。大模型在训练的过程中,整合了大量的中医药文献资料、古籍、医案和现代中医药研究成果,同时也包括中医治病的基本理论,例如,阴阳学说、五行学说、辨证施治、经络理论和不同疾病的治病方案,这些大模型的数据库极其庞大,可以帮助快速检索相关的中医文献或案例,有助于文献的传承和中医药知识的深度挖掘。此外中医药大模型通过深度学习技术快速发现药物与疾病、疾病与基因之间的连接方式,进而缩短药物研发周期,降低药物研发成本,降低新药研发的风险。大模型通过借助自动化文献检索分析,快速筛选出所需的中医药类文献,提取关键信息和潜在的药物候选物,合成创新型新药处方,也可以从实验报告中抽取可用的数据并生成初始报告文本,以此来辅助设计实验方案,提高研究效率。

在临床研究领域,中药大模型能够辅助支持临床决策、优化医疗质量,提供个性化诊疗建议、提升患者体验以及临床数据处理。基于大语言模型的中医辨证论治系统可以自动提取患者的症状信息,并根据中医理论进行分析和诊断,为医生提供参考意见。通过借助深度学习和计算机视觉技术,辅助医生分析医学影像资料。在病例分析方面,通过对病历、症状描述等文本数据的分析,大模型可以帮助医生快速了解患者的病情,并提供初步的诊断建议。"因病施治、精准治疗"要求医生需要根据不同患者的情况提供个性化诊疗方案,大模型可以通过分析患者的个人健康信息和其他相关数据,确保"一人一方、一症一方、一人一策",从而提高患者的体验感。此外大模型具有高度的计算能力,可以快速、精准地搜索大量的医学资料,收集最新有关疾病的信息,为研究人员提供可靠的科学依据,进行精准的病例分析,从而更快地提高医学研究的水平。同时,大语言模型可以自动抽取并深度理解来自医学文献、电子病历、临床试验等海量的医学数据,有助于构建更加全面、准确的医学知识图谱,帮助研究人员从繁多且复杂的数据中快速筛选出有用的信息。

(三)核心技术概述

LLM 的架构基础是 Transformer 模型,这一模型由 Vaswani 等人在 2017 年提出,迅速取代了传统的循环神经网络和长短时记忆网络,成为处理自然语言任务的主流选择。Transformer 模型的设计以自注意力机制为核心,能够有效解决语言模型处理长距离依赖关系时的局限性。从模型结构来说,Transformer 模型主要包括多头注意力机制、位置编码、前馈神经网络三个部分。

1. 多头注意力机制

自注意力机制是 LLM 中最为关键的技术突破之一。在传统的 RNN 和 LSTM 中,模型依赖逐步传递的信息来处理输入序列，这种方式在长序列中容易丢失远距离词汇间的联系。而自注意力机制则允许模型在处理每个输入时，动态关注输入序列中的其他词，从而实现对全局信息的捕捉。

具体而言，自注意力机制通过计算"查询"（Query）、"键"（Key）和"值"（Value）之间的点积来衡量输入序列中各词的相关性。通过这种方式，模型能够根据各词间的相对重要性分配注意力权重，从而有效建模长距离依赖关系。相较于传统模型，这一机制显著提升了 LLM 在捕捉句法结构、语义信息以及长文本上下文时的性能。

为了进一步增强模型对多样化信息的捕捉能力，Transformer 在自注意力机制的基础上引入了多头注意力机制。这一机制通过并行计算多个注意力头，使模型能够在不同的子空间中学习不同层次的语义和句法关系。每个注意力头独立地学习特定维度的信息，最终将这些信息整合，从而生成丰富的上下文表示。这种并行化的结构使得模型能够处理复杂的语言现象，例如多义词的上下文区分、句子结构的歧义解析等。

2. 位置编码

虽然 Transformer 模型能够通过注意力机制捕捉序列中的全局关系，但其并未直接处理输入数据中的位置信息。为了解决这一问题，模型引入了位置编码机制，用于提供每个输入词的位置信息。位置编码通过固定的函数（通常为正弦和余弦函数）生成向量，添加到每个输入词的词向量中。这样，模型不仅能够基于词与词之间的相对位置关系进行语言处理，还可以保留词汇的顺序信息，从而提高对文本序列结构的建模能力。

3. 前馈神经网络

在 Transformer 模型中，每个注意力层后都会接入一个前馈神经网络，用于进一步处理输入特征。前馈网络由两个线性变换和一个激活函数组成，作用是对通过自注意力层处理后的信息进行非线性变换，从而增强模型对复杂关系的学习能力。前馈神经网络的多层堆叠，使得模型在多次转换和非线性计算中逐步提取出更加抽象的语义特征。

（四）训练与微调过程

LLM 的训练与微调过程通常包括预训练和微调两个阶段，这两个阶段是 LLM 能够在各种任务中取得优异表现的关键。

预训练阶段：在预训练阶段，LLM 通过无监督或自监督学习的大规模文本语料库来训练模型。预训练的主要目标是让模型学习到语言中的广泛模式，包括词汇间的关系、语法结构、上下文依赖等。常见的预训练策略包括以下几种：

自回归语言模型：例如 GPT 系列模型，使用自回归方法，即模型依赖前序词来预测下一个词。在这种情况下，模型从左到右生成文本，逐词预测，从而掌握语言生成的内在规律。这种方法有助于模型在处理序列生成任务时表现出色。

自编码语言模型：例如 BERT 模型采用的方式，模型通过"掩码语言建模"（masked language modeling, MLM）在训练时随机掩盖输入中的部分词汇，然后要求模型根据上下文预测这些被掩盖的词。这样，模型不仅能够捕捉双向上下文信息，还能够在生成完整的句子时提供更准确的预测。

下一句预测：在 BERT 的预训练过程中，还引入了"下一句预测"（next sentence prediction, NSP）任务，模型需要预测两段连续文本是否在原始语料中相邻。这种训练方法提高了模型对长文本中段落间逻辑关系的理解能力。

微调阶段：预训练完成后，模型具备了广泛的语言理解能力，但其并未针对特定任务进行优化。因此，在应用于实际场景时，模型通常需要通过微调来适应特定任务的需求。

微调阶段的训练数据通常是有标签的，并且针对具体任务进行设计，例如情感分析、文本分类、机器翻译等。微调的目标是调整模型的参数，使其在特定任务上取得更优的性能。微调的过程并不会改变模型的底层架构，而是通过在少量任务相关数据上进行进一步训练，提升模型在该任务上的表现。

微调阶段的另一个重要特性是迁移学习。由于模型在预训练阶段已经掌握了大量的通用语言知识，因此微调过程只需在较少的数据上进行。迁移学习不仅提高了训练效率，还使得模型能够快速适应不同领域或任务场景。例如，预训练的语言模型可以通过微调来处理法律文本、医疗文档等特定领域的数据。

为了提升微调的效率和效果，研究者们提出了多种优化策略。常见的技术包括：

冻结底层层次：在微调过程中，为了减少过拟合风险，模型的底层层次通常被"冻结"，即保持不变，仅调整高层次的参数。这样做不仅可以保留模型预训练时学到的通用语言知识，还能够使模型在特定任务上表现更加稳健。

逐层解冻：与冻结底层不同，逐层解冻策略逐步解锁模型的层次，使得每一层都能参与到微调过程中。这种策略的优势在于，它可以帮助模型在特定任务上实现更为精细的优化，特别是在任务的复杂性较高时，逐层解冻能够提升模型的适应能力。

学习率调整：微调过程中，通常会采用较小的学习率来进行参数更新。较小的学习率可以使模型在任务微调时更加稳定，避免对已学习的知识进行过度调整。

大语言模型作为一种新兴的人工智能技术，在中医药领域展现出广阔的应用前景。本部分总结了大模型的概念、现已开发的大模型种类及其应用现状，并对这些大模型可能存在的风险和挑战进行分析，同时给出相应的建议。人工智能与中医药的完美结合为中医药领域的智能化、创新化发展带来新的可能性。但是建设新型中医药体系任重道远，要把握中医药的不可替代性，在技术发展的各个阶段寻求平衡点与最优解，加快中医药与人工智能技术深度融合，进一步揭示中医药的奥秘，推动中医药和人工智能的协同发展，使中药走向世界，为人类的健康事业提供源源不断的动力。

新质生产力下的中药新药发现正处于蓬勃发展的阶段。中药新药发现的各个环节需要高质量的数据、充足的算力、合适的算法、多尺度的实验模型、高通量自动化的实验设备。在不久的将来，会发现更多符合中医药理论且安全、有效的中药新药，为中药新药研发、医药健康产业作出更大的贡献。

中药产业新质生产力
关键技术与应用场景蓝皮书

第三章
中药新质生产力应用场景与案例分析

第一节
新质生产力赋能中药材质量控制

随着信息技术的飞速发展和检测技术的进步,中药材行业的技术环境发生了显著变化,涌现出了物联网、大数据、区块链、条形码、快速检验、分析验证、稳定同位素等新技术[1]。这些技术的出现使得中药材种植、生产加工、仓储以及流通等环节面临新的发展机遇。为了满足市场、企业和国家的需求,中药材种植者应严格按照技术要求进行管理和操作,严格控制中药材中的农药、重金属和水分含量,并在流通销售过程中防止掺杂、造假和污染等行为,以提升中药材的品质并推动中药产业的高质量发展。

中医药产业需要积极采用现代科技手段,如大数据、AI和生物技术,来提升中药材种植、生产和流通环节的技术水平,保障中药产品质量,推动中药产品的创新研发。同时,还应当加强中医药产业链的整合和优化,构建完善的中医药产业体系,增强产业的整体竞争力,并促进中医药智能制造的发展。

一、中药种植质量保障

种植阶段作为中药质量形成的起点,目前存在一些问题影响了中药材的质量和疗效。首要问题即科学的种植方法并未在种植户处得到推广和采用,种植技术普遍落后,种植水平较低[2]。这直接导致了部分企业和农户为了追求产量,过度使用化肥和农药,甚至忽视农药残留的检测,进而引起中药材中重金属和农药残留超标的问题,这些行为严重威胁到中药材的质量安全。此外,部分中药材品种受到严重病虫害的影响,往往导致中药产量较低。

针对上述问题,可以利用物联网技术,结合传感器和自动化设备,实时监测和智能调节种植环境(如土壤湿度、温度、光照等),确保最适宜的生长条件,减少对化肥和农药的依赖,从而生产出更绿色、更安全的中药材。同时,通过精准农业技术,如无人机和卫星遥感技术,在中药材种植区域监测作物的生长状况、病虫害情况,实现精准施肥、灌溉和病虫害防治,减少资源浪费,提高中药材的产量和质量[3]。通过合理施肥和改善土壤有机质含量的方式,提升土壤环境质量,确保中药材的高品质。此外,在种质资源方面,运用现代生物技术,如 CRISPR/Cas9 等基因编辑工具,培育更适应环境、抗病虫害、药效成分更高的中药材新品种,推动中药材种植的创新和可持续发展[4]。最终,收集和分析种植过程中的大数据,结合 AI 算法提供种植策略优化建议,如最佳种植时间、收获时间等,实现基于数据驱动的决策支持,提升中药材种植的智能化水平。

场景:应用物联网(IoT)的中药材种植

采用基于物联网为核心技术,通过在种植基地运用物联网系统的温湿度传感器、pH值传感器等设备,检测气象环境及土壤环境中的温度、相对湿度、pH 值等物理量参数,保证中药材有一个良好的、适宜的生长环境,同时技术人员及种植农户可通过远程终端时刻获取关键监测信息,为生长环境的精准调控提供科学依据,达到增产、改善品质、调节生长周期的目的。包括:

生长环境监测:在基地代表性位置安装气象监测仪,对种植区光照强度、风速、风向、空气温湿度、二氧化碳浓度、降雨量等 14 个参数进行监测,并通过物联网将种植区域的气象信息同步给基地管理人员,同时对极端的雨雪、冰雹、大风等极端天发布提前预警,提高对自然环境的应对能力。

病虫害监测:通过对种植药材进行特定类型的病虫害分析,在地块旁边建设特定的智能虫情监测站和智能孢子仪,对害虫进行诱捕,通过对诱捕的幼虫和孢子数量进行分析,基地作业人员可在幼虫期使用少量药物杀死大量害虫。

自动水肥施用:通过对土壤多点位和不同深度位置的水分检测、土壤微量元素含量等因素检测,配合全自动智能水肥一体机,可以远程通过手机或者电脑进行地块灌溉,并对氮、磷、钾等每个施肥管道的施肥时间、施肥流量和比例进行控制,相比于传统浇灌或漫灌前后进行地表施肥,极大了降低灌溉水量,预期减少约 20% 的肥料用量。

药材质量监测:通过对种子/种苗、种植、农事、采收过程数据记录,并在云端结合追溯信息进行综合分析和诊断,进一步指导除草、施肥、灌溉、打顶、采摘等农事作业,实现基地整体药材质量提升和同批次药材质量均一性提升。

生长态势分析:通过对药材植株从幼苗到成熟的生长过程进行视频记录和 AI 智能分析,对标植株在不同生长阶段的植株高度、叶片大小、叶片颜色、花朵数量和位置等情况进行观察和专家会诊,实现对药材的生长趋势预测和预管理。

种植区安全防护:在种植区高地势位置安装鹰眼摄像头,对种植区进行实时全景监控,并结合云端智能算法,实现对动物入侵、农事作业区域、仓库火情和基地安全的管理。

二、中药材生产加工质量检测

中药材的加工是确保中药质量控制的关键环节。从产地采收后的中药材,在生产加工过程中经历了多个环节,如清洗、干燥、杀菌以及重金属、农残和质量指标的检测等,这些环节都需要严格的质量控制。此外,由于中药材的有效成分含量可能因产地不同而存在显著差异,所以对中药材的产地来源进行鉴定也是保证中药产品质量的重要一环。

为了实现中药材生产加工的质量控制,可以应用传感器技术、自动化技术、快速检测技术等现代科技手段,实现中药饮片生产管理的信息化、智能化和现代化。这些技术的应用有助于实现中药生产加工过程的连续监测,确保质量控制的连贯性和一致性。具体表现为:采用智能感官技术(电子鼻、电子舌等)实现炮制工艺的炮制程度量化[5];开展中药品质智能辨识与控制工程化技术装备研究;研发推广中药材生产与品质保障、中药饮片智能炮制控制与调剂工程化、中成药制造核心工艺数字化与智能控制等技术装备。此外,自动化技术的应用可以实现中药材的快速筛选和检测,减少人为误差,提高检测效率。基于大数据平台的建立,可使用人工智能和机器学习算法对大量的中药材检测数据进行深度分析,发现潜在的质量问题,提高检测的准确性和效率。

目前,现代的中药质量检验方法已经从传统的性状鉴定发展到显微鉴别、理化鉴定,再到以化学成分为中心的现代检验方式[6]。随着人工智能、大数据、物联网等技术的发展,中药质量检验方法也取得了显著的进步。光谱法、色谱法以及多种技术之间的联合应用在中药质量检验中变得日益普遍[7]。特别是光谱技术,因其环境友好、高效率和操作简便的特点,在中药质量快速检测中得到了广泛应用[8]。例如:可通过近红外、拉曼、高光谱、X光、激光诱导击穿光谱等光谱技术结合人工智能算法,建立快检模型,实现对中药材品种、水分、有效组分含量、重金属含量、农残以及内部缺陷等关键质量评价指标的快速检测,并通过加工过程中一些关键物性参数的采集,建立生产加工对应环节的质量控制检测模型,进一步提升中药生产加工质量检验的效率和准确性。新质生产力的应用使得中药材生产加工环节的质量控制更加绿色、高质量和创新,为中药产业的持续健康发展奠定了坚实的基础。

三、中药材仓储质量控制

中药材的仓储设施不完善会对药材的质量造成不利影响。由于季节性因素,市场对中药材的需求波动较大,因此需要充足的仓储空间来确保稳定的供应。然而,现有的仓储设施在技术上较为落后,无法满足中药材储存所需的精确温湿度控制条件,从而导致了药材发霉、变质的问题,这些问题的发生直接影响了中药材的药效。此外,国内市场对于同一种中药材的包装并没有统一的规定,许多专业经营中药材的公司也未能制定出相应的包装标准。这种状况使得一些药材因为包装材料的使用不当而导致药效的减弱或变化,还有的药材由于包装材料的潮湿破裂,可能会沾染上剧毒农药、高效化肥,或者附着有虫卵、霉菌,从而产生二次污染,对药材的安全性造成威胁[9]。

因此,在新质生产力飞速发展的今天,应利用物联网技术和自动化设备,实现中药材的智能入库、分类、存储和出库,减少资源浪费和环境污染,降低人为操作错误,提高仓储效率。例如,通过安装温湿度传感器、光照传感器等,实时监测仓库内的环境条件,确保中药材存储环境的稳定性。应用先进的防潮防虫技术,如恒温恒湿设备、气体消毒设备等,预防中药材受潮、霉变和虫蛀。避免使用可能对环境有害的化学防毒剂和杀虫剂。此外,采用节能的仓储设施和清洁能源(如太阳能),进一步减少碳足迹。引入先进的检测技术(如光谱技术),进行中药材的快速质量检验,确保药材的有效成分和安全性符合标准。通过实时环境监测和数据分析,预测并防止药材品质下降,保持中药材的高品质。此外,建立基于大数据和人工智能的智能预警系统,对存储条件的变化和药材质量风险进行实时监控和预警,方便相关人员及时采取相应措施。这种创新型管理方式不仅提高了仓储效率,还确保了中药材的质量和安全性。

四、中药材流通质量把控

随着消费者对中医药的认可度逐渐提升,中药材的需求量也在不断增长。然而,在利益的驱动下,一些不法中药材经营者采取各种手段,销售假冒、伪劣药材,如掺入大量非药用部分、杂质,以次充好,甚至提取药材中的有效成分后再进行销售,或者出售人工制成的"中药材"。这些行为导致中药流通环节中伪品、替代品增多,严重影响了中药产品的质量和安全。

基于上述现象,在流通节点应用自动化检测设备,如光谱分析仪、色谱仪等,对中药材进行快速准确的质量检测,有效识别伪劣品,保障中药材的质量和安全。这种快速高精度的检测设备将提高中药产品的整体质量水平,增强消费者对中医药的信任。同时,使用电子标签和射频识别技术[10],实现中药材的自动识别和追踪,减少对纸质标签和包装的依赖,降低资源消耗和环境污染。利用区块链技术建立中药材的来源和流通记录,实现中药材的全程追溯,确保流通环节的透明度和可追溯性,促进绿色、可持续的中药材流通模式[11]。除此之外,应用大数据分析和人工智能算法,对中药材流通数据进行分析和预测,优化库存管理,预测市场需求和潜在风险,实现中药材流通环节的智能化管理,从而提高中药材流通的效率和质量,降低中药材在流通过程中的损耗和风险。

参考文献

[1] 申亮,郭朝晖,赵伟,等.甘肃省中药材质量链体系构建的探索[J].标准科学,2021(10):90-95.

[2] 王梦洲,张安琪,樵星芳.大数据背景下对中药材追溯体系建设的思考[J].现代信息科技,2020,4(23):133-136.

[3] 邓湘林,谢佑明,刘崇玉,等.无人机航测技术在中药种植溯源中的应用探析[J].电脑知识与技术,2020,16(28):11-14.

[4] 谢珍妮,劳嘉,钟灿,等.药用植物基因编辑种质创新应用与制度监管[J].南京中医药大学学报,2023,39(4):393-400.

[5] 刘涛涛,代悦,于淼,等.基于智能感官分析技术的九蒸九晒大黄饮片气味表征[J].中国实验方剂学杂志,2022,28(20):116-121.

[6] 陈思玉.基于中药质量树的全程质量控制物联网平台的设计与构建[D].北京:北京中医药大学,2022.

[7] 楚中亚,张博,靳颖颖.中药质量控制模式的现状和发展趋势[J].河南医学研究,2021,30(2):271-273.

[8] 刘丽,徐宁.基于光谱技术的中药质量控制研究进展[J].发酵科技通讯,2019,48(2):85-93.

[9] 崔正,吴建姣,吴琼.基于互联网大数据的中药材信息综合服务平台建设研究[J].中国中医药信息杂志,2016,23(11):8-12.

[10] 黄腾,陈建红,陈建霞.基于大数据的中药材信息综合服务平台研究[J].信息与电脑(理论版),2023,35(5):148-150+154.

[11] 肖丽,谭星,谢鹏,等.基于区块链技术的中药溯源体系研究[J].时珍国医国药,2017,28(11):2762-2764.

第二节
新质生产力赋能中药新药智能设计

组分中药是中药现代化和创新发展的重要方向之一。在这一过程中，人工智能和自动化技术的应用极大地提升了新药研发的效率和精度。本节将以实际应用场景为切入点，展示 AI 和自动化技术如何应用于组分中药的新药设计，并通过案例分析阐述其具体应用过程和优势。

在组分中药新药的设计过程涉及许多环节，首先从中药复方中筛选出药效物质，其次对筛选出来的物质进行药效、毒理等多方面的综合验证，之后在此基础上进行结构设计、配伍组合等优化方法来进行中药新药的开发（图 3-1）。传统上，这一系列的过程依赖于大量的实验室研究，耗时且复杂。通过引入 AI 算法和实验室自动化技术，研究者可以在这几个中药新药研发的关键环节显著提升药物设计的效率和科学性。

一、中药药效物质筛选

中药复方中包含数百种甚至上千种化学物质，但并非所有物质都能起到关键性的治疗作用。在传统的中药新药开发过程中，研究人员通常基于经验，使用化学分析技术，如高效液相色谱、质谱等，来分离和鉴定这些成分。尽管这些技术能够有效地分离出中药中的不同化合物，但筛选出具有明确药理活性的成分依然需要大量实验和时间，导致药物研发进展缓慢。

在大型药物筛选实验室中，研究人员采用高通量筛选技术，对数百种或数千种提取的化学成分进行同步筛选，实验人员可以快速完成多个成分的药效筛选和体外试验，大大提升了筛选效率，但同时也增加了筛选成本。因此，引入基于 AI 的药物筛选方法，尤其是基于机器学习和深度学习的化学指纹识别技术，研究人员可以利用现有的药理数据和分子结构信息，对中药复方中的化学成分进行快速筛选。具体而言，AI 可以利用大量的药理

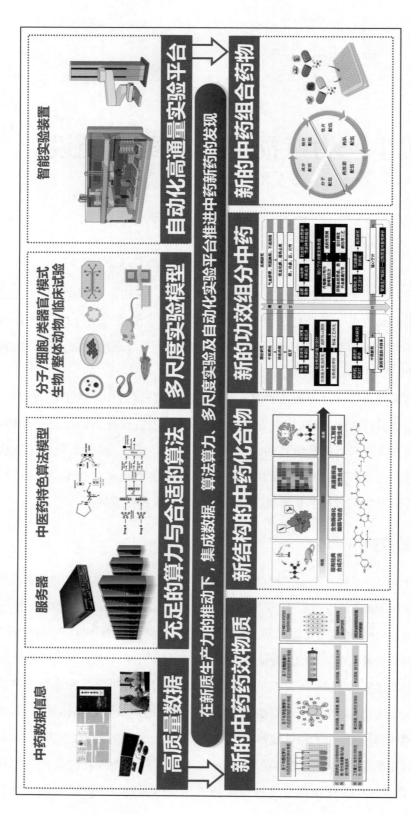

图 3-1 新质生产力推动下的中药新药研发模式与方法

活性数据,构建预测模型,通过对中药成分的分子特性进行分析,预测哪些成分具有潜在的药理活性,从而显著缩短有效成分的筛选周期,降低筛选成本。

以基于深度学习的中药经典名方开心散中抗阿尔兹海默病的药效物质为例[1],研究者开发了四种深度神经网络模型,分别在疾病和靶点的水平上筛选抗阿尔兹海默病药物,这四个模型均是通过学习阳性化合物与阴性化合物的结构,构建疾病与药物的构效关系网络,用于预测潜在药效物质。随后研究者用训练好的模型对开心散中的化合物进行药效物质筛选,预测得分高的化合物分别在酶、全细胞和动物水平上进行了体内、体外的实验验证,发现了 13 种中药药效物质能穿透血脑屏障与脑靶相结合,8 种化合物增强了小胶质细胞对 β 淀粉样蛋白吞噬作用,协助清除阿尔兹海默病病理产物。由此可见,AI 助力中药药效物质的筛选,大大地提升了药效物质的发现效率。

二、中药药效物质结构优化

在组分中药新药的研发中,药效物质结构优化的目的是为了增效减毒,所以它是在中药新药研发的核心环节之一。

先前研究中药新药的模式是基于天然产物化学思路,主要是将有效成分进行活性分离,青蒿素就是这一研究模式下最具代表性的实例,利用典型的提取、分离、纯化、结构鉴定等天然产物化学研究手段。目前而言,该方法繁琐、耗时长且活性成分有限。之后药物化学家通过对药效物质结构的优化来进行新药开发,但该种策略依赖于药物化学家的经验,方法受到药物化学规则和已知结构的限制,有时会导致设计的化合物缺乏创新性和多样性,覆盖不了全面的化学空间,此外,由于设计方法的不确定性,有时候容易陷入局部最优解,无法找到更优的新化合物,需承担大量的试错成本。由此又衍生了基于结构拼合在中药创新药物研究中的应用,该方法基于传统中医理论,在中药复方配伍的原则和化药设计的结构拼合原理指导下,生成中药创新新药。于是有研究者将青黛和黄连药效结构团进行配伍以进行药物创新,通过对青黛中的吲哚药效团和黄连中的四氢异喹啉药效团进行研究,初步的体外抗肿瘤活性实验证实了全新配伍分子对于 Ras-GTP 和结肠癌细胞 HCT116 有较好的抑制作用,且在对 Ras 相关蛋白 A 的 IC_{50} 达到微摩尔浓度级[2]。

生成式分子设计是一种新兴的药物研发技术,旨在通过机器学习算法自动生成符合特定药物研发需求的分子。研究者提出了一种名为靶点感知分子生成(TamGen)的方法,其特点是一个类似 GPT 的化学语言模型,旨在生成类似药物的化合物。研究者不仅引入了化合物的 SMILES 编码,还引入了两个模块来编码目标蛋白和化合物信息,分别实现基于蛋白质结构的目标感知化合物生成和基于种子化合物的化合物细化。通过基准测试，之后利用 TamGen 生成了抗结核的化合物，发现 7 种候选化合物对结核分枝杆菌 ClpP 显示出良好的效力，其一半最大抑制浓度（半抑制浓度）为 $1.88 \sim 19.9\ \mu M$。

虽然目前基于人工智能的中药药效物质结构优化目前相对薄弱，但是我们处于探索边缘，基于 AI 的结构优化算法必定会助力中药新药的快速发展。

三、中药药效物质配伍组合

由于许多疾病的发病机制是复杂多样的，单一药物难以全面干预，结合多种药效物质可以同时作用于疾病的不同环节，从而提高治疗效果。中药配伍是中医药理论体系中最独特的领域，是中医药的优势与特色。但配伍是凭经验而言的，如何利用现代科学方法研究中药配伍，进而阐明中医药理论的科学内涵，理清中药药效物质基础和作用机制是中医药研究的核心问题。

中药药效物质的配伍组合是个复杂的过程，它涉及不同药效物质之间的协同作用和相互影响。传统的药队配伍、饮片配伍是中医临床用药最常见的形式。组分配伍建立在药队/饮片配伍的药效物质和作用机制相对清楚的基础上，可以优化中药活性成分比例。成分配伍在组分配伍的基础上，进一步明确各组分中活性成分的配伍配比关系，以揭示药物的内在和本质联系。分子配伍将活性化合物按中药配伍原则制成现代中药，兼顾了中药的整体性和西药的靶向性，是传统中医药与现代中医药的有效传承和契合。在分子配伍的基础上，基于药效团的配伍是创新药物发现的新模式，将药效作用映射到分子单元上，在中药配伍理论指导下，将代表不同药效的分子单元集成到一个分子里，跟原药组合相比达到增效减毒或等效替代的作用。

谢恬研究团队以从温莪术和郁金中提取的 7 种结构明确、作用机制清晰的成分——β-榄香烯、γ-榄香烯、δ-榄香烯、大豆磷脂、胆固醇、磷酸氢二钠、磷酸二氢钠为有效分子，在中医药理论及分子配伍理论的指导下，按照"君臣佐使"的原则，优化配伍组成，形成了具有祛邪扶正功能的分子复方。团队成功开发出我国自主研发、拥有完全自主知识产权的抗癌植物药——榄香烯脂质体。该药物在临床应用中广泛使用，充分展现了中药在癌症治疗中高效、低毒的独特优势[3]。

目前，基于深度神经网络模型的药物协同预测算法已经成功地应用于癌症等不同领域，如何将中医药配伍理论与算法相结合进行中药组合预测是我们亟需攻克的任务。

四、中药药效验证

中药药效验证的准确性是中药新药药效的保障。它通过实验和理论分析来验证中药中的活性成分及其药理作用,以确保中药的疗效和安全性。随着现代科学技术的快速发展,药效验证方法逐步走向多维度、多尺度的科学分析。

多尺度多模态的实验平台能够促进中药研究的系统化和全面化。中药往往含有多种成分,具有多种药理作用。通过结合不同尺度和模态的实验手段,可以全面地揭示中药的多样化成分及其相互作用,深入探究其在生物体内的作用机制,有助于更好地理解中药的整体效应。另外,通过结合多尺度多模态的实验平台有助于加速中药新药的筛选和优化过程。利用多模态技术可以高效地对中药样品进行全面的特性分析,包括化学成分、药理活性、药代动力学等方面的研究。同时,多尺度技术可以从分子水平到细胞水平再到动物模型水平,全面评估中药的药效和安全性,为中药新药的快速筛选和优化提供可靠的数据支持。多尺度多模态的实验平台还能够促进中药研究与现代科技的融合与创新,通过引入先进的实验技术和仪器设备,结合系统生物学、生物信息学等多学科知识,可以开发出更加精确、高效的中药研究方法,加速中药新药的研发进程。

王毅团队采用多尺度评价模型对宣肺败毒方的抗炎药效物质进行了深入研究[4]。通过液质联用技术快速鉴定中药复方中的化学成分,并借助网络药理学方法初步分析作用靶点。研究聚焦于巨噬细胞相关的免疫调节功能,利用整体动物模型验证宣肺败毒方在肺部炎症治疗中的效果。同时,通过外周血单核细胞的转录组分析,筛选出其抗炎作用的靶点和相关通路。在此基础上,进一步采用巨噬细胞活化模型和斑马鱼巨噬细胞迁移模型,对宣肺败毒方的主要化学成分进行筛选,验证了虎杖苷、异甘草苷的有效性。此外,王毅团队成功构建了心衰、血管新生等离体细胞模型及斑马鱼模型,用于筛选活性组分并研究其配伍机制。研究发现,益气活血类中药冠心宁片具有显著的促血管新生作用,其活性成分丹酚酸 B 和阿魏酸能够通过调控 VEGF 信号通路协同促进血管新生。此外,团队还建立了苯肼诱导的斑马鱼血栓模型,研究发现谷红注射液、红花提取物及单体黄芩素具有显著的抗血栓作用。这些成果充分体现了多尺度验证模型在中药研发中的重要性。

参考文献

[1] Wu T, Lin R, Cui P, et al. Deep learning-based drug screening for the discovery of potential therapeutic agents for Alzheimer's disease [J]. Journal of Pharmaceutical Analysis, 2024:101022.

[2] 赵倩,黄维,彭成,等.中药多维配伍探索及创新药物发现[J].中华中医药杂志,2022,37(6):3298-3302.

[3] 王淑玲,谢恬,李铖璐,等.分子配伍理论科学内涵及在现代中药研究中的应用[J].中国实验方剂学杂志,2013,19(1):338-341.

[4] 武雨含,李敏,刘豪,等.中药药效物质辨析技术:现状与未来[J].中国科学:生命科学,2022,52(6):943-956.

第三节

中药绿色智能制造关键技术推广与应用

围绕中药制药技术升级与产业化应用,开展中药制药过程分析、过程建模、过程优化、风险分析,实现制药装备和生产技术智能化,建立中药智慧制药关键技术。通过人工智能、高新制造等多行业跨界整合,开展中药先进制药与信息化融合示范研究,建立中药数字制药、智能制药的示范化生产线、车间、工厂;通过产学研用结合,推动中药智能制造的标准化建设,建立中药数字化车间集成标准和基于大数据的中药制药质量控制标准;以中药智能制造行动推动中药生产企业之间的互看、互学、互比,打造行业标杆企业,提升行业制造水平。

一、创建中药制药工艺品质提升与全过程质量控制技术

形成以"智能检测技术为基础,数字孪生模型为核心,工艺过程优化为目标,工业信息软件为载体,智能制药设备为依托"的中药制药数字孪生关键技术,解决中药高质量发展面临的"用不稳定的药材制造出质量稳定的中药产品"重大工程难题。开展中药制药工艺精密化、数字化、定量化研究,应用过程分析技术对中药制药全过程(包括药材加工、提取、浓缩、干燥、纯化、制剂等关键工艺)进行分析、建模和优化。通过对中药制药过程物料流、数据流、信息流、控制流的综合分析,结合系统状态的模型化分析,辨识会引起药品质量波动的关键工艺和相关参数,提升质量控制标准。采用在线和离线快速分析技术相结合的方法,对关键质量控制指标进行精准检测,建立过程监控模型和质量风险预警系统,提升制药过程质量控制水平。

场景:过程分析技术 PAT 在中药生产的应用

在中药制造工业中,质量控制决定药品的安全性、有效性及质量的稳定性。中药企业

在传统制造的模式下，过程认知不足，缺乏有效的过程检测工具和过程控制方法，终产品质量依赖于检验，不能有效提升产品质量的批次一致性。中药制药过程分析技术，采用过程检测、数学建模、数据分析等技术对中药制剂生产各个环节的关键属性（物料、工艺、质量）进行了实时收集、分析、反馈、控制以及持续改进。其不仅能够突破中药制药过程质量控制的瓶颈问题，有效提高生产效率、提升产品质量、降低物耗能耗，还能为智能制造、连续制造等先进制药模式提供过程控制和实时放行工具。常用的 PAT 包括物理化学传感器，近红外光谱、紫外光谱、拉曼光谱等光谱技术及机器视觉技术等新兴技术，通过 PAT 获得实时在线检测数据并以此为基础建立闭环控制模型是行业的关键共性技术难点。

PAT 在中药生产全过程中有着广泛的应用，不仅能用于中药材的快速分析、鉴定、提取、分离和纯化过程，还可以对混合和干燥过程进行在线监测，同时，企业也可以利用该技术对最终产品进行质量检测和分析。某中药生产企业 PAT 应用场景如下。

针对原药材，研究快速质量检测和放行技术，建立近红外快速质量检测模型，实现原药材质量快速检测的实时放行，包括原药材产地、真伪的鉴别，有效指标成分、水分等的快速检测。

围绕提取、浓缩、纯化、干燥及制粒等关键工艺环节，建立了中药生产过程实时在线质量监测技术和放行技术（以近红外光谱分析技术为依托），包括：提取过程光谱的实时监测与提取终点判断；浓缩过程含固量以及浓缩终点的实时监测与控制；大孔树脂吸附与洗脱过程中质量光谱的实时监测以及洗脱起终点的快速判断；一步制粒过程水分、粒度的实时监测及制粒以及干燥终点的快速判断。

以上述快速检测和在线检测技术为基础，采用数据驱动技术充分挖掘、利用海量生产过程信息，建立精准的过程模型，辅助理解中药生产过程机制，提高中药生产过程控制能力。以流化床干燥为例，利用关键属性数据并结合多元数据分析技术，同时探究了流化床干燥过程中多个工艺参数（空气温度、入口空气相对湿度、雾化压力、物料温度等）对颗粒水分的影响，通过调整工艺参数，合理控制工艺轨迹，得到期望的最终颗粒属性。

结合 PAT 以及大数据驱动技术探究智能调控策略，打造高效制造、质量均衡的中药连续制造生产体系。

二、创建中药制药过程信息智能集成与处理技术

实时监控生产设备、物流、质量、能耗和排放，将基于实时数据的生产管理与基于模型

的多目标优化控制相融合,研究生产过程可视化建模、生产计划和调度动态优化等关键技术。建立基于数据融合的生产过程综合性能在线监测与评估技术、基于数据挖掘的产品质量综合分析与评价技术、基于海量生产数据的操作知识发现和决策支持技术。

有效管理生产相关海量数据并与药品质量进行关联分析,揭示质量风险发生规律,建立质量风险预警预报模型,将质量风险溯源到药品生产的每一个环节和流程,为精准控制关键工艺提供科学依据。将生产管理和质量控制集成整合,形成质量管控联动综合机制,构建中药制药过程质量管控一体化技术,提升药品质量风险管控能力(图3-2)。

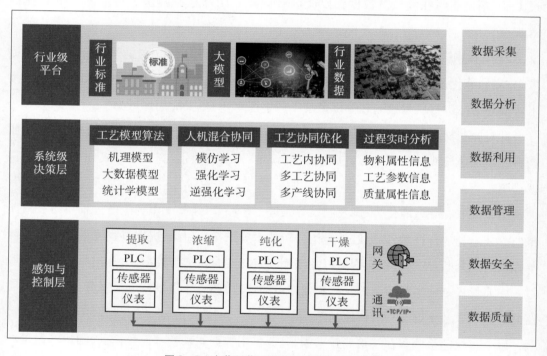

图3-2 中药制药过程信息智能集成与处理

采用大数据和工业互联网等新技术创建智能制药过程质量控制体系,确保中药的安全性、有效性和质量一致性,实现中药制药过程数字化、模型化和智能化,建立高效、节能、环保、安全的新一代中药制造技术。

三、现有生产线的升级改造

针对特定的中药品种,必须深入优化其制药工艺设计,对制药装备进行必要的改造升级,并制定精确的工艺自动控制方案。同时,还需构建一套全面的全过程质量控制策略,以达成提升产品质量、增强生产效率、节能减排的综合目标[1]。

针对新的中药单元制药设备,应积极探索并应用数字检测与自动控制技术,提高设备的自动化水平,进而形成具有自主知识产权的中药生产装备。这不仅有助于提升中药制造的整体技术水平,也能够增强我国在全球中药市场上的竞争力。

面对新时代的环境挑战和市场需求,未来装备在全生命周期内应满足以下新需求。

感知与预知能力:装备需能够精准感知运行状态数据,多维状态特征,以及动态预知运行趋势。这不仅有助于运维与管控的安全、高效和灵活,更能提前发现并预防可能出现的问题,确保装备在全生命周期内的稳定运行。

控制与自治能力:面对复杂多变的运行环境,未来装备应具备远程控制、动态优化决策和自治运行的能力。这将使装备在应对不确定性事件时更加灵活和高效,减少人力资源的依赖,提高整体运行效率。

软件化、集成化与平台化:未来装备应实现软件化定义、功能集成化封装以及运营平台化共享。这不仅能够提高装备功能的灵活性和可扩展性,还能够实现多类异构装备间的高效协同与资源共享,提升整体运营效率和服务质量。

绿色低碳:在追求经济效益的同时,未来装备还应充分考虑环境友好性和可持续性。通过提高资源利用效率,减少能源消耗和污染物排放,实现装备全生命周期的低碳绿色发展。

四、新生产线的建设与推广

在中药智能制造关键技术的深入研发与应用基础上,针对新建生产线,致力于集成前沿的先进制造技术与装备,结合精准的自动控制技术以及高效的制造执行系统[2]。这一整合策略能够实时监控生产设备、物流状态、产品质量、能耗情况及排放数据,实现基于实时数据的生产管理,同时结合模型化的多目标优化控制,以确保全工序——从提取、浓缩、分离到制剂的自动化与信息化无缝融合。由此,建立一条高效、节能、环保、安全的新一代中药制造示范生产线,为中药产业的现代化和可持续发展树立标杆。

制药企业应当构建以企业高层为领导核心的智能制造管理体系。这一体系需根据企业的总体发展战略,明确智能制造的愿景和目标体系,并主导组织、业务、流程变革和系统建设的全面实施。为确保变革的有序推进,采用三步走策略,并在每一步开始前对愿景、组织、业务及流程目标进行审视与更新,从而确保每一步的工作都能精准对接总体目标。

第一步,夯实数字化基础。对于多数中国传统制药企业,尤其是中小型企业而言,当前的核心任务是构建数字化基础。在此阶段,应立足于企业的核心需求,深入剖析关键业务领域的现状,部署适合的软硬件组件,并开展小范围的数字化试点。通过实现一个或多个业务板块内的互联集成,为后续的智能制造建设奠定坚实基础。对于注重创新研发的企业,应优先部署实验室信息管理系统、临床试验管理系统等关键应用;而对于以成熟品种为主的企业,在面临价格压力的背景下,应着重提升精益生产和成本控制能力,应优先予以保证相配套的制造执行系统、质量管理系统、实验室信息管理系统、设备管理系统、仓储管理系统、供应链管理系统等。制药企业可通过若干项目试点,逐步适应管理引导、技术支撑的智能制造建设思路。

第二步,推进互联化赋能。当企业完成一定数量的数字化项目,并在部分业务领域建立起软硬件基础、积累了组织转型经验后,应进一步迈向"互联化赋能"阶段。此阶段要求企业在更广泛的业务领域实现智能制造的应用,提升应用深度,并扩展至更高的管理层级。由于这一阶段的复杂性显著增加,因此需要更多管理层的参与,同时确保愿景更加清晰、目标更加明确。

在广度上,企业应全面梳理业务流程,推动更多业务线上化,最终实现全流程的数字化覆盖。在深度上,应深入挖掘现有系统的潜能,在关键业务领域实现集群级别的自动化控制。在高度上,企业应开始探索研发、生产、质量、物流等业务系统之间的互联互通,在全厂范围内打造智能制造的多元化应用场景。

在推进互联化赋能的过程中,企业需要解决系统间对话不畅的问题。目前,许多企业面临着上层系统与下层系统、下层系统与设备之间信息不互通的情况,导致管理层基于信息做出的决策与实际流程脱节。为此,企业应积极培养智能制造管理文化,以数字化、互联化的视角审视和解决业务问题,确保信息的畅通无阻和决策的有效性。

第三步,实现智能化愿景。对于已经具备一定数字化和自动化基础的制药企业而言,这一步是向智能制造全面转型的关键。除了进一步完善各层级各系统的整合,企业还应积极探索符合自身特点的数字化治理模式。

在系统层面,企业应积极推动人工智能与智能制造的深度融合,使各层级系统和业务流程具备自我学习和优化的能力,实现智能化水平的显著提升[3]。此外,借助工业互联网的发展机遇,探索厂际互联新模式,将制造端融入更广泛的产业链,实现与外部环境的无缝对接。智能化和外联化的实现将显著提升企业的创新能力和服务水平,全面优化制造领域的知识生产、获取、应用和传承效率。

需要注意的是,尽管国内外制药领域的领先企业已经在智能化转型方面取得了一定的进展,但整体而言,智能化变革仍然是一个不断探索和实践的过程。因此,国内企业在践行智造愿景的过程中,需要保持开放和创新的态度,不断总结经验、调整策略,以实现智能制造的持续发展和升级。

应用场景一:中药大品种生产示范基地建设

基于中药的关键质量属性研究,围绕工艺、设计、生产、仓储、绿色等维度,应用新一代物理信息技术,构建规模化、数字化的大品种生产示范基地。

工艺先行:通过定义产品目标质量概况;辨识产品关键质量属性和关键工艺参数;建立反映关键原料属性、关键工艺参数和产品关键质量属性之间的多维相互作用的数学模型。开展新品生产全过程质量控制技术研究,建立药材、中间产品和成品全生命周期的过程分析技术体系。

设计选型:基于质量检测的技术手段与工艺参数、定制化设计可自控、可反馈、可调整的适配的装备。将具有特定功能的管路、设备和传送等小型装置连接,人机界面操作更趋向于人性化,易操作和维护。注重工艺之间的连续性,将生产过程的几个单元工序进行集成,并尽可能在一个设备中完成,降低工序衔接带来的污染风险。

自动化生产:部署从饮片自动拆包称量、自动化投料、提取浓缩、制剂到包装的自动化产线,实现自动化、连续化、规模化生产、工艺管控实时化。部署自动投料系统,通过生产排产与DCS系统的集成,按照生产流程、计划或任务执行,采用AGV、RFID、工业互联网等技术,实现拉动式生产。提取产线,结合自动化控制和在线检测技术,提高提取效率和成分的稳定性。制剂产线,采用真空上料、密闭输送等装备,利用光电感应、视觉识别、自动剔除等质量控制技术。物料转运,根据厂房情况增加包装架高传送带,自动输入、输出原辅料。

可追溯仓储:自动化仓库部署智能物流与仓储装备,通过配送计划和调度优化、自动化仓储、配送管理,实现自动化存储、排序、拣选等操作。自动化仓库与物流系统、配送系统等集成,实现自动化的订单处理和配送。

能源管理:建设能源管理平台,监测企业电、水、燃气、蒸汽及压缩空气等各类能源的消耗情况,支撑碳排可跟踪、可分析、可视化,统一管理碳数据、碳指标和碳报表。通过应用节能装备、公辅联控、光伏系统,实现绿色低碳。

应用场景二:中药灯塔工厂建设

灯塔工厂是2018年由世界经济论坛和麦肯锡联合发起的全球范围内智能制造评选活动,是目前世界范围内关于智能制造发展水平的权威认证,目前全世界有100多座认证成功的灯塔工厂,其中,超过60座分布在中国,这些分布全球的灯塔工厂在各行各业中起到示范引领的作用,并取得了可观的经济效益,灯塔工厂的建设为全球智能制造发展起到巨大的推动作用,也为世界工业制造发展做出卓越贡献。

灯塔工厂建设强调行业特色与第四次工业革命技术的优质结合(4IR技术),伴随着科技的飞速发展,4IR技术不断得到补充,如人工智能、空间计算、增材制造等,当前灯塔工厂建设特点是新型4IR技术在行业中的应用,取得行业突破,并产生较为突出的经济效益,如人工智能技术在有色技术冶炼中的增值应用、视觉识别技术在质量识别中的高效应用等。以机器学习、大语言模型、增强现实等为代表的4IR技术正成为灯塔工厂评选的热门应用。

灯塔工厂建设旨在行业内树立标杆企业,将最优秀的工业场景用例推广至全行业,产生规模经济,灯塔工厂成功获选也标志着企业在世界范围内同行业中顶级的智能制造能力。纵观世界范围内的灯塔工厂建设,医疗健康行业的灯塔工厂建设如火如荼,例如强生集团在全世界范围内有十座灯塔工厂,其中强生杨森在意大利、爱尔兰和中国均成功申请多座灯塔工厂,中国西安杨森灯塔工厂甚至已经被评为可持续发展灯塔(灯塔工厂最高级别认证)。然而,作为中华民族瑰宝的中药行业,在世界范围内至今没有一座灯塔工厂被成功点亮,这一定程度上意味着我国中药智能制造的能力还没有被全世界充分认识,中药领域灯塔工厂的成功建设还处于一片空白。

在中医药新质生产力的政策推动下,结合灯塔工厂全球评选的标准和要求,打造世界第一座"中药灯塔"具有重大意义。对于中药行业而言,"中药灯塔"的建设意义不仅在于填补中药行业世界智能制造权威认证中的空白,更在于对整个中医药工业制造产业发展的鼓舞与示范作用,通过"中药灯塔"的建造,整合全行业的数字化最新成果与管理智慧,打造中药智能制造工业明珠,引领中药行业发展,并在行业内大规模推广复制,迭代优化,将整个中药制造能力拉升到新的发展高度。

中药行业总体智能制造水平和数字化发展水平相对传统且缓慢,因此打造"中药灯塔"对于中药制药企业而言价值显著,提炼总结为三大核心价值:一是对标世界,完成飞跃,参考世界顶级智能制造评选标准,助力中药企业连续生产智造全面升级,实现从数字化到智能化的等级跃迁。二是业务优化,管理提升,通过业务诊断、管理把脉,强化管理机制,优化业务流程,如先进库存策略优化、领先供应链管理优化、产销协同优化等,大幅提升企业业务能力、管理能力,进而提升企业综合竞争力。三是人才培养,文化塑造,通过灯塔建设,培养一批高质量复合型中药产业数字化人才,专业思维、AI思维、咨询思维的培养，促进员工主动学习、主动思考、主动挖掘，良性循环，持续优化的复合型人才思考习惯，同时通过灯塔建设，进一步塑造具备中药企业特色的数字化文化，进一步形成符合中药企业发展要求的数字化氛围，助力中药企业数字化转型高速优质发展。

"中药灯塔"建设需要有效围绕行业特点、行业难点、企业难题等方面进行建设和梳理，考虑到中药行业发展特点，建议从中药质量管理、供应链管理、精益生产管理、能源管理、设备管理、中药制造工艺优化等角度进行管理优化及用例场景提取。虽然灯塔工厂的评选最终比较关注 4IR 技术与行业的有效结合，但数字平台和技术始终是支撑业务发展的工具而非核心，技术有效应用的背后是业务水平的优化和管理能力的提升，因此打造"中药灯塔"并非众多技术的简单罗列和似是而非的跨界结合，而是企业管理策略的优化和精益生产能力的提升带来的自然的数字化支撑的要求，进而探索出例如人工智能技术在中药制造中的潜在价值应用。

近年来，大数据等技术在中药领域的应用尝试层出不穷，例如疫情期间，在经典名方、抗疫经验及大数据、人工智能技术的支持下，筛选出 60 余种可能对新冠病毒有效的中成药，研制出具有确切疗效的宣肺败毒颗粒，并入选"三药三方"。借鉴成功的场景应用思路，"中药灯塔"可以从以下角度将行业特点与 4IR 技术进行有效结合，例如人工智能与区块链技术赋能中药材全流程追溯、机器学习与中药质量判别、神经网络驱动的中药材药效分析、基于深度学习的中医药大语言模型、基于强化学习的中药机制研究等。

随着中医药新质生产力的深入发展，中药智能制造水平将迎来长足的发展，中药制药企业可以以"中药灯塔"建设为目标，制定企业的数字化转型提升计划，真正通过灯塔建设赋能企业发展，普惠行业进步，也希望通过世界第一座"中药灯塔"建设，让传统中医中药与第四代工业革命充分碰撞，完美结合，带动中药产业高质飞速发展，向全世界展现中药行业智能制造的发展速度，让全世界感受中国中药的魅力与能量。

五、"双碳"目标下的中药绿色制造

党的二十大报告中强调了"双碳"目标，要把碳达峰、碳中和纳入生态文明建设整体布局。双碳目标的提出，标志着我国迈向可持续发展与高质量发展的新阶段。这一决策不仅体现了我国对全球环境和气候治理的深刻承诺，更是推动构建人类命运共同体的坚定选择。双碳目标不仅是经济社会发展的系统性变革，更是一次绿色低碳循环经济发展模式的全面革新。在此过程中，减污降碳协同增效成为关键策略，引领社会经济全面绿色转型、推动生态文明建设向以降碳为核心的战略方向迈进。中药制药领域作为传统与现代相结合的产业,同样面临着绿色转型和低碳发展的重大挑战与机遇。在响应国家"双碳"目标的工作规划部署下,中药产业正面临绿色低碳转型的新机遇。在此背景下,加强顶层设计,明确"双碳"目标的引领地位,将碳减排作为推动中药产业高质量、绿色发展的核心目标。这一转型旨在实现经济、社会、资源、能源、环境、生态、气候等多领域的协同增效。同时,以减碳为核心导向,强化绿色低碳技术的创新与市场推广。为此,需将循环经济理念深度融入中药材加工、中药制药和中药流通的全链条中,提高绿色制造水平,优化生产工艺,提高资源利用率和能源效率,降低生产过程中产生的废物和污染。通过数字化转型,实现中药制造过程的全生命周期管理。中药制造企业应优化能源结构,增加清洁能源的使用比例,使用先进的节能减排技术,降低碳排放,建立碳足迹管理体系,对生产过程中的碳排放进行监控和管理,实现低碳制造。

(一)中药溶剂回收

在中药的生产过程中,溶剂的使用是不可或缺的环节。特别是在提取、浓缩、精制等工艺步骤中,会大量使用如乙醇、甲醇、乙酸乙酯等有机溶剂。这些溶剂在完成其任务后,如果不进行回收再利用,不仅会增加生产成本,还会对环境造成严重的污染。当前,随着环保意识的增强和绿色制造理念的普及,中药行业对有机溶剂的回收利用逐渐重视。然而,由于技术、成本等方面的限制,有机溶剂的回收利用率仍较低,存在资源浪费和环境污染的问题。

目前,有机溶剂的回收利用手段主要包括蒸馏、吸附、膜分离等。其中,蒸馏法是最常用的方法之一,通过加热使溶剂汽化并冷凝回收。吸附法则利用吸附剂对溶剂的吸附作用进行回收。膜分离法则利用特定膜对溶剂的选择透过性进行分离回收。溶剂回收不仅能通过减少对新溶剂的依赖来降低生产成本、提高经济效益,同时有效减少了废气、废水和固体废弃物的排放,显著减轻了环境压力,并降低了新溶剂生产和运输过程中的能源消耗和碳排放。随着技术的不断进步和环保要求的不断提高,有机溶剂的回收利用将在中药绿色制造领域发挥更加重要的作用。

(二)中药绿色种植

为践行绿色发展理念,可通过多种措施,探索中药材的绿色循环新模式。例如,在药材种植基地,启动药光互补产业协同项目,通过在光伏板下进行中药材种植,将光伏发电与中药材种植等生产经营活动有机结合,达成了"一地两用"及"工农结合"的效果。不仅提升了单位面积土地的综合产出效益,而且促进了绿色生态的进步,增加了居民的收入。

（三）中药节能设备

伴随企业中药产能的持续增长，浓缩系统的蒸汽消耗量显著上升。为了践行绿色发展理念，发掘节能减排的潜力，并创造绿色的经济效益，企业应致力于推进节能降耗改革，引入 MVR 蒸发浓缩系统以进行提取液的浓缩作业。利用高效率的蒸汽压缩机压缩蒸发过程中产生的二次蒸汽，提升其压力与温度，被提高热能的二次蒸汽打入加热器对原液进行再加热，确保持续的闭式循环蒸发过程，与传统的中药浓缩设备相比，MVR 蒸发浓缩系统能够节省超过 60％的能源，从而显著减少了蒸汽能源的消耗。

（四）中药药渣回收利用

一方面，中药渣作为有机肥，具有质轻、通气性好，且富含氮、磷、钾等养分等特点，可用于改善土壤的通透性，科学合理利用中药渣，对于复垦土地的快速培肥具有重大意义。另一方面，通过菌种发酵使纤维水解，增加药渣中粗蛋白、粗多糖含量，可以作为养殖饲料添加剂用于畜禽饲养，药渣饲料在提供多种营养成分的同时，还能够防病治病，提高禽畜的免疫能力。此外，药渣大多属于草本植物，含有大量的粗纤维，可以作为生物质燃料使用，药渣使用药渣烘干机干燥后经颗粒机压制成生物质燃料，代替部分煤炭燃料使用，减少煤炭资源使用率，促进低碳发展。企业将原本的线性模式"中药材—药品—药渣—废弃物"转变为"中药材—药品—药渣—生物质/饲料/有机肥"绿色低碳经济模式，这种模式的有效实施，不仅提高了资源的高效循环利用，同时也加速了该企业在绿色循环经济领域内的发展进程。

参考文献

［1］赵皎云. 华润三九：数据驱动中药智造升级——访华润三九医药股份有限公司深蓝（智能制造）实验室执行主任包彦宇［J］.物流技术与应用，2023，28（9）：102－105.

［2］曹婷婷. 中药智能制造理论模型的构建与应用［D］.北京：北京中医药大学，2022.

［3］杨明，伍振峰，王芳，等. 中药制药实现绿色、智能制造的策略与建议［J］.中国医药工业杂志，2016，47（9）：1205－1210.

第四节

以中成药大品种二次开发为抓手的
中药传统产业改造

一、中成药二次开发指导原则

改造中药传统产业是医药新质生产力的一个重要组成部分。2004 年，张伯礼院士提出了中成药大品种二次开发策略，加速培育临床疗效好、科技含量高、市场份额高的名优中成药大品种。一方面明确临床定位，加强药效物质基础及其作用机制研究，科学地阐释中成药的有效性和安全性；另一方面通过提升中药制药工艺品质及制药过程质量控制技术水平，大幅度提高中成药质量标准，建立科学、严格和完整的中成药质量保障体系，确保中成药质量均一可控。通过中成药二次开发，可实现"优胜劣汰"，扩大优质品种的市场占有率，促使中药大品种成批涌现，推动中药产业健康发展。中成药二次开发是一条投入少、见效快、创新驱动中药产业跨越发展的有效途径，不仅能推动调整产业结构、转变经济发展方式，同时服务医改、惠及民生、综合效益突出。据此，张伯礼院士带领团队开展研究实践，围绕做大做强中药产业科技目标，提出中成药二次开发理论、方法及技术发展策略。历经 10 多年的实践，围绕制约中成药做大做强的关键科技问题，开拓了中成药创新研究领域，实现从理论创新、技术突破到推广应用的三级跳，建立了中成药二次开发核心技术体系，为中药产业创新发展闯出了一条投入少、见效快的有效途径，培育了中药大品种群。

中成药二次开发应以临床需求为导向，以中医临床优势病种为目标病证，以临床疗效明确的中药品种为基础，针对制约品种做大做强的瓶颈问题，以提高中成药产品科技内涵、临床疗效及安全性、制药工艺品质、质量控制技术水平和药材资源利用率为主要研究任务，具体品种具体分析，一药一议。依据"缺什么补什么，做强长板，补足短板"的原则，围绕临床定位制定个性化解决方案,经专家论证并完善顶层设计后开展系统规范的研究工作,从而产出一批临床定位明确、安全性好、质量可靠、药效物质及其作用机制相对清楚、剂型先进、临床认可度高的现代中药,进而形成中药大品种群,做大做强中药产业。中成药二次开发的方法学指导思想是系统工程理论,即将某个中成药产品的二次开发视为由一系列相互依存及紧密联系的子系统所组成的一个大系统,以提高中成药科技竞争力为目标,运用系统工程理论对其进行系统辨识和综合调优,形成了"1357"二次开发策略。

"1357"二次开发策略具体内容为:首先,确定某一品种"做好做大做强、提高市场竞争力"的目标,开展"3项分析",即临床优势分析、制药过程分析及药品风险分析,辨析品种存在的技术缺陷,制定关键技术突破点和产品质量优化方案;其次,通过针对性的基础研究,做到"5个明确",即明确临床定位、明确药效物质、明确毒性物质、明确药效机制、明确主要成分体内过程;进而通过技术协同创新和制药技术升级改造,实现"7方面提升":提升中药制药工艺品质、制药过程质量控制水平、药品质量标准、药品生产管理效力、临床美誉度、药品质量风险管控能力以及药品可持续发展潜力,最终大幅度提升该品种科技含量和药品质量,增强市场竞争力。

采用系统工程理论开展中药品种二次开发,应紧密围绕临床病症定位,综合考虑品种的有效性、安全性和质量一致性,系统辨析药物化学组成、有害杂质、药效物质及其体内过程等。根据主治病症的相关基础分析、制药过程分析及药品质量风险分析的结果,制定关键技术突破点和产品优化方案。分析品种在同类药品中的特点与优势、明确临床定位是开展中成药二次开发研究的前提和基础。由于诸多因素的影响,现有中药品种普遍存在临床定位不清,药品说明书中描述的适应病症宽泛、临床评价不规范等问题,导致品种的临床优势不明,难以做到错位竞争,影响品种做大做强。明确品种临床定位,需要对现有的文献和临床资料进行系统分析,并结合临床专家经验进行确定。通过检索国内外文献数据库,全面收集品种临床应用、不良反应、基础研究等相关研究报告,搞清其临床本底资料,运用定性分析方法初步确定品种适应证的分布范围、用法用量、疗效特点及安全性问题;然后运用系统评价/Meta分析方法进一步评价品种对不同病症的效应量大小和安全性,为明确临床优势提供证据。在此基础上,综合分析药理学、毒理学、药代动力学及作用机制等研究资料,进一步明确品种作用特点及规律,并进行临床专家咨询和多学科专家研讨,确定品种的临床定位和二次开发的方向。

在明确临床定位的基础上,根据品种特点开展相应的再评价研究。对有效性证据不充分的中成药,以临床循证评价为重点,辨析药效物质并阐述其作用机制;对有安全性风险的中成药,以安全性监测、评价和风险控制为重点,通过非临床及真实世界临床研究相结合的方法,明确产品不良事件/反应情况,并进一步分析发生事件的相关药物成分和风险因素,建立药品安全风险管理控制机制。对制药过程质量控制水平低、批次间一致性不高的中成药,着重辨析工艺与质量相关性,提升其制药工艺品质。此外,随着环境问题的突出和药材需求的快速增长,能否保证供给合格药材成为影响大品种形成的一个重要因素,故对于原料受限的中药品种,需要加强药材资源培育研究,明确和规范原料药材基原、科属及道地性,优选种质资源,建立野生转家种繁育和规范化种植基地。

二、中成药二次开发核心技术体系

通过技术集群创新,开展中药品种二次开发关键技术的系列研究,形成完整的核心技术体系。提出中成药二次开发理论、方法与技术策略,创立基于系统工程学的中成药二次开发模式,促进了中药大品种集群涌现,形成高科技与中药产业融合创新发展特色。建立了基于临床循证评价的中成药品种临床定位技术,并将循证医学方法集成用于中成药上市后再评价,明确品种的特色和优势,准确定位临床病症,科学指导研发方向。构建以系统药理学为核心的中药作用机制多层次研究技术平台,率先从网络药理学角度阐释中药多组分/多通路/多靶点/多途径整合调节机制,并创建了基于网络药理学的中药药效评价方法,建立了基于整体观的中成药辨析技术,系统性辨识中药化学组成、药效物质、有害杂质及主要成分体内过程等。创立中药制药过程系统工程技术,建立了中药制药过程分析、建模及优化方法,对制药过程进行系统辨识及综合调优。将过程参数检测、工艺品质调控、质量风险管控、数字化平台与制药工艺设备等同步进行系统优化设计,构建基于绿色制药理念的高品质中药制药工程体系。围绕提高药品批次间一致性及节能减排目标,创建中药制药工艺品质调控与优化技术。通过科学设置制药工艺品质调控点及质控指标,以量化模型取代传统经验,精准控制工艺参数,显著提升了中药提取、浓缩、醇沉和层析等工艺品质。提出中药制药过程质控技术理论,创建了药材—成药质检、制药过程质控与制药工艺品质控制相融合的"三位一体"全程质量控制技术。将过程检测技术与药物分析信息学相融合,创立中药制药过程质量监测技术,并实现了中药制药过程关键质控点辨识、制药工艺节点质检指标序贯控制、制药过程信息集成及数据溯源等关键技术的突破,为大幅度提高中成药质量标准提供了技术支撑。

在中成药二次开发中,根据具体品种的实际情况可采用不同的技术策略,构建相应的产品核心技术链。以下简述 5 种常用技术策略的特点及应用。

（一）基于临床循证评价的中药二次开发技术策略

由于受历史条件等因素所限，既往品种多缺乏符合现代药物审批要求的临床研究，上市后Ⅳ期临床研究也没有系统规范开展。因此，在文献评价基础上，围绕品种临床定位，有针对性开展上市后再评价研究，提供品种有效性和安全性的高质量临床证据，支撑临床合理用药和市场营销，可促进品种做大做强。针对不同品种研究基础及临床定位的不同，围绕品种的临床特色优势，设计不同的临床研究方案。从研究的次序和规模，可采用先导试验、探索性试验、多中心大规模确证性试验和真实世界研究等设计方案。具体路径是：针对具体品种，以系统评价和专家研讨为基础找个性，以小样本先导性试验做预评估，大型临床研究为核心再验证的序贯设计策略。安全性与有效性并重，从二次研究着手向大规模临床研究递进，可满足中成药再评价所面临的复杂问题和不同方面的需求，具有很好的实用性。

（二）以作用机制为导向的中药二次开发技术策略

为揭示中药多成分—多靶点—多途径作用的网络状复杂关系，可采用以多重药理学为导向的中药二次开发技术策略。这一技术策略通常使用转录组学、蛋白质组学或代谢组学等系统生物学技术手段进行整体动物实验，寻找中成药作用的差异基因、差异蛋白或差异代谢物，建立网络模型；通过网络分析结合文献或体外实验验证，揭示中药成分群与疾病靶标群间的网络关系。诠释中药"多成分、多靶点、多通路"整合调节机制或药效物质配伍规律，从而科学并直观地阐明中成药作用机制。这种从整体实验到细胞验证，从宏观把握到微观辨析的研究策略，能使复杂问题简单化，事半功倍，不仅提高了药品的科技内涵，而且更有助于临床合理使用，尤其适用于中药注射剂或组方较为复杂的中成药品种再开发。

（三）以药品安全性为导向的中药二次开发技术策略

针对中药注射剂、不良反应率较高的中成药或含有毒药材的中成药，可采取以安全性为导向进行二次开发，系统地开展药品安全性再评价。首先，对临床病例报道、安全性监测报告和医院临床诊疗系统等数据进行系统的搜集，初步分析不良反应的特征和类型。在此基础上通过大样本多中心安全性集中监测研究，明确药品不良事件/反应情况和相关危险因素。对发生不良反应的病例，可以进行遗传药理学研究，以进一步明确发生不良反应的个体差异，从而更好地指导临床合理用药，提高安全用药水平。在临床研究基础上，以过敏、类过敏、肝及肾毒性等为重点开展毒性成分筛查研究，进而对致毒成分建立限量标准，提高内控质量标准，优化制药工艺参数，降低药品安全风险。

（四）以质量标准提升为导向的中药二次开发技术策略

对多家生产及同质化竞争比较激烈的品种或现有质检指标要求不严的品种，可采取以提升质量标准为目标的二次开发策略。这一技术策略通常先系统分析中成药原料、提取物和成品的化学组成，进而辨识药效物质及其体内过程，分辨有害杂质等；从而以保证有效性和安全性为目标，建立更为科学和严格的质量标准，并同步实施制药技术更新升级，提高制药工艺品质及制药过程质量控制技术水平，使"企标高于国标"，形成企业科技核心竞争力。

（五）以制药工艺品质优化为导向的中药二次开发技术策略

药品质量控制水平的提高，不仅依赖于质检指标体系的完善，更取决于制药工艺品质的提升。以制药工艺品质优化为导向的中药二次开发策略通过辨析工艺与质量相关性，建立制药工艺品质调控指标体系，以量化模型替代药工经验，精准控制工艺参数，确保制药工艺精密度，提升中药制药工艺品质。这一技术策略可解决各单元工艺参数与药品质量关系不明确、工艺控制依赖经验、制药过程质量缺乏在线监测及监控方法等难题，显著提升药品批次间一致性，使生产过程数据及工艺参数可溯源，从而实现中药工业的技术创新驱动，这也是提高中药国际竞争力的重要内容，有利于推动高科技附加值的中药产品进入国际市场。

第五节
中药生产智慧监管

一、中药生产智慧监管概述

中药生产质量管理的提升,不仅需要以不断进步的药品监管科学为引导,还要紧密结合绿色、高质量和创新的发展理念。美国食品药品监督管理局在 2004 年颁布的《过程分析技术指南》中强调了制造过程的理解和控制能力,确保持续生产出质量符合要求的药品,并鼓励制药行业开展对制药过程分析创新技术的研究与应用。国家药品监督管理局自 2017 年加入国际人用药品注册技术协调会以来,持续推进药品监管与国际先进技术接轨,体现了对创新和高质量的不懈追求。其中,ICH Q8(R2)倡导采用质量源于设计理念,保障药品的高质量标准,强调要明确物料性质与工艺参数对产品质量的影响规律,重视对产品关键质量属性和制造工艺的理解及生产过程的控制,体现了对药品生产过程控制的创新思维[1]。中药质量控制正在从传统的成品质量检测模式转型为对制造全过程控制的新范式,这不仅提升了药品质量,也促进了绿色生产方式的实施。

在认知层面,需要不断提升对制造过程质量变化规律的理解。在工程研发上,应逐步突破制造过程监测管控关键技术难题,围绕制造过程各工序的构建控制策略。其中,首先需要明确定义制造过程中"测"的对象,根据中药自身特色与临床功效设计合理的质量控制指标,基于该指标实施中药制造过程监测。这种方法的实施,不仅保障了中药的高质量标准,也推动了绿色生产技术的应用和创新。制药过程控制已经成为提升中成药质量水平的关键路径,而确定质量评价指标是实现制造过程质量管控的前提。现代中药质量控制通过借鉴化学药质量评价模式,建立了以指标性成分检测为依据的过程质量控制体系。

然而,中药制剂成分复杂,临床作用机制不明,单一或几个指标性成分与药效相关性不强。另一方面,不同药材往往含有同一成分,多数质量检测中的"有效成分"虽然与中药功效相关,但专属性、特异性及在方—证对应方面的针对性不足,达不到合理评价质量的要求。这需要采用更加创新的方法进行质量评价。此外,中成药多以复方制剂作为临床给药形式,其药效物质基础是通过方剂配伍发挥功效,在方剂配伍的环境下揭示药效物质基础更能反映临床疗效。由此,中药制剂及生产过程质量评价指标需要充分考虑中药组方配伍规律,以符合中医药理论,并推动中药质量控制的创新发展。而中药制剂的生产经历药材、饮片加工、提取物及制剂等过程,产业链较长,生产过程会发生复杂的物理及化学变化。

《中药新药质量标准研究技术指导原则(试行)》强调对药材/饮片、中间体、制剂药用物质在不同环节间的量质传递研究,从而提高全过程质量控制水平,确保了中药生产的高质量和绿色可持续性。因此,中药制剂质量控制指标需要具备质量传递与可溯源的特性,从而揭示质量在整个生产全过程的传递规律。综上,简单照搬化学药的质量控制模式不能反映中药本身的特色及临床疗效,也无法充分表征中药质量内涵,需要构建符合中药用药规律及中药生产特点的制造过程质量评价体系。

在医药行业,保障药品从研发、生产、流通到使用的全链条安全、有效、质量可控,是关乎公共健康和社会福祉的重大任务。随着信息技术的飞速发展,智慧监管体系应运而生。智慧监管作为一种现代监管模式,融合了云计算等先进的信息技术,通过人工与智能的有机结合,致力于通过多样化的监管工具和公众参与,提升监管效能和公正性,优化资源配置,并实现工作的便捷与高效[2-5]。智慧监管具有智能化、精确化、数字化和协同化的显著特征[2]。中药生产智慧监管的实施,体现了对中医药传承和创新发展的深刻理解与贯彻,是坚持问题导向,加强质量监督,严守安全底线的重要举措,符合创新、协调、绿色、开放、共享的新发展理念,进一步推动中药生产智慧监管,将促进中药新质生产力发展。通过对中药各个生产环节进行智慧监管,将不断推进新一代信息技术与中药生产深度融合。总的来说,中药生产智慧监管将以提质、降本、增效为目标,以构建大数据分析平台为关键。通过推动智能化装备的升级改造和核心业务的信息化建设,实现对中药研发、生产、质量控制和物流等各个环节的数字化提升。打造以药物研发项目管理、生产执行、质量管理、仓储物流和药品追溯管理为内核的中药生产全产业智能化控制管理平台。进一步结合药品上市后的研究和评估,探索推进生产自动化、可视化、数字化和智能化的发展,以信息化促进中药产业从种植到生产的全链条优化和提升,增强中药全生命周期的质量管理能力,推动中药的绿色、创新和高质量发展。

二、中药生产智慧监管核心技术

中药生产智慧监管的核心技术旨在建立完善的质量管理体系，确保从原材料到成品的每一步都符合高标准，同时推动中药产业向更环保、高效、创新的方向发展。智慧监管技术的推广应用将进一步提高药品标准和生产效能，促进中药制药的绿色转型，实现从粗放型向智慧精益型的升级，使中药产业能够占据价值链的高端位置[6]。其技术效能评价不仅需要测算工程实施成本，而且要评估实施后生产成本。应根据具体品种定制化设计，不盲目采用那些成本高昂却并不适用的高新技术，避免脱离实际及浪费投资，根据实用性原则因地制宜、视情实施，这考验着工程设计者的智慧和产业转化能力。

因此，中药生产智慧监管的首要任务是将智能技术与精益管理方法相融合、中药制药设备与智能管控技术相融合、数字世界与物理世界相融合，创立高效能制造优质中成药的技术模式，进而达到中成药卓越制造要求。这样的技术模式不仅提高了中成药的生产质量，还满足了绿色、可持续发展的要求。应当全面考察中药制药过程管理与过程控制两方面的实际需求，将 GMP 管理、精益六西格玛管理、ISO10012 测量管理、AQ/T9006 企业安全生产管理、ISO14000 环境保护管理等与制药设备控制、制药过程质量控制、制药工艺品质控制、质量风险控制、中成药质量检验等信息集成，并将提取、浓缩、干燥、纯化、制剂等单元工艺的过程信息集成，使中药制药的巨量工业信息高度交融，为促进制药质量控制模式和精益生产管理方式发生深刻变革创造技术条件。

（一）建设大数据分析平台

建设大数据分析平台是中药生产智慧监管的关键环节。它需要从需求分析与规划开始，明确平台的目标和功能，了解服务对象和预期效果。接着，运用物联网技术收集和整合来自中药研发、生产、销售、监管等各方的数据，确保数据的真实性、完整性和准确性。然后，设计技术架构，包括高效、可扩展的数据仓库和数据处理、分析和展示的技术路线[7]，最终利用大数据分析技术对整个生产环节中的质量进行综合评估和趋势分析。在开发和实施阶段，开发大数据处理和分析软件，实施数据采集系统，实现数据的实时或定期采集。同时，要重视安全保障和隐私保护，建立严格的数据安全管理制度和隐私保护机制。数据分析是平台的核心，应用大数据分析技术和人工智能算法，运用数据挖掘技术[8]，如关联规则挖掘、聚类分析、时序分析等，对收集到的数据进行深入分析，挖掘出潜在的规律和关联，为中药研发、生产、质控和监管提供决策支持。例如，通过分析原料质量与成品质量之间的关系,可以优化原料采购策略;通过分析生产过程中的关键参数,可以优化生产工艺,提高产品质量[9]。此外,用户界面设计要直观、易用,方便用户查询、分析和导出数据。最终,平台测试与优化部分需要根据用户反馈和业务发展需求,不断优化平台功能和性能。同时,为用户提供必要的培训,帮助他们有效利用平台,并建立技术支持团队,解决用户在使用过程中遇到的问题。在整个过程中,要确保平台建设与运行符合相关法律法规和国家标准,并考虑伦理因素,确保数据使用不侵犯个人和组织的合法权益。

(二)实现药品研发数据和注册流程智能化管理

整合现代信息技术以实现药品研发和注册管理的自动化、智能化和高效化,是推动医药行业创新发展的关键途径。这一进程涉及建立统一的中药信息化平台,采用物联网、大数据、人工智能等先进技术来提升药品研发的效率和质量。通过这些技术手段,可以实现对药品研发过程的全面监控和管理,优化资源配置,缩短研发周期,并提高药品注册审批的透明度和合规性。在药品注册审批这一新药开发的关键环节中,利用人工智能算法分析新药申报材料,可以大幅加快审查流程,提高审批效率和准确性。同时,利用共识机制和链式数据结构来同步和保护数据。这不仅能确保数据的完整性、真实性和时序性,还能进一步提高药品注册过程的合规性和透明度。此外,建立创新产品项目管理库以及开发相应的审批绿色通道等举措亦将为中药生产提供更高效、更环保的营商环境,符合绿色、高质量的发展理念。这些均有助于促进药品研发数据和注册流程智能化管理,从而构建一个更加公平、公正、高效的药品研发和注册环境,为公众提供更安全、更有效的药品。

(三)实现药品生产流通各环节数据的实时采集和追溯

实现对药品生产流通各环节中监管数据综合分析和及时响应机制,其前提是针对药品生产检验数据、药品流通数据、药品临床使用反馈数据和药品监管数据四个方面数据的实时采集。这些数据将为监管部门的高效率响应创造必要的条件,同时也为中药全产业链智慧监管的创新、绿色和高质量发展奠定基础(图3-3)。

生产检验环节:对于药品原料药及成品药生产企业的数据,包括物料进出库数据、生产数据、检验数据等,都需要实时上传到监管系统。药品监管部门要充分利用国内大量大数据平台已经建立形成的技术和资源优势,积极推动药品原料电子赋码、药品生产过程在线监控、物料及半成品的GPS定位,以及药品生产信息实时传递与反馈等药品生产信息的数字化建设[10]。此外,统一数据标准,实现与国家系统的对接,追溯数据共享,数据互通。同时,监管部门能够依托大数据及云计算的支持,全面、实时地监控药品生产企业的药品生产过程。例如:结合大数据分析系统了解判断药品的生产进度以及每一批产品的

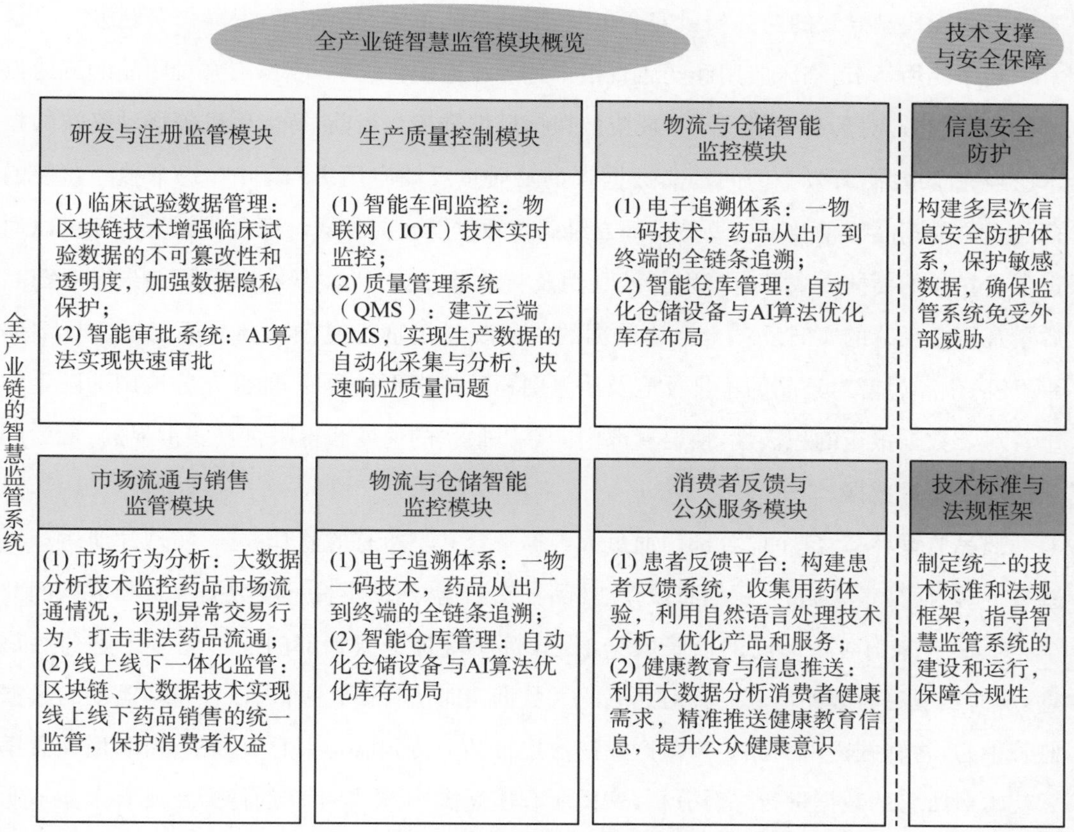

全产业链智慧监管模块概览 | 技术支撑与安全保障

研发与注册监管模块	生产质量控制模块	物流与仓储智能监控模块	信息安全防护
(1) 临床试验数据管理：区块链技术增强临床试验数据的不可篡改性和透明度，加强数据隐私保护； (2) 智能审批系统：AI算法实现快速审批	(1) 智能车间监控：物联网（IOT）技术实时监控； (2) 质量管理系统（QMS）：建立云端QMS，实现生产数据的自动化采集与分析，快速响应质量问题	(1) 电子追溯体系：一物一码技术，药品从出厂到终端的全链条追溯； (2) 智能仓库管理：自动化仓储设备与AI算法优化库存布局	构建多层次信息安全防护体系，保护敏感数据，确保监管系统免受外部威胁
市场流通与销售监管模块	物流与仓储智能监控模块	消费者反馈与公众服务模块	技术标准与法规框架
(1) 市场行为分析：大数据分析技术监控药品市场流通情况，识别异常交易行为，打击非法药品流通； (2) 线上线下一体化监管：区块链、大数据技术实现线上线下药品销售的统一监管，保护消费者权益	(1) 电子追溯体系：一物一码技术，药品从出厂到终端的全链条追溯； (2) 智能仓库管理：自动化仓储设备与AI算法优化库存布局	(1) 患者反馈平台：构建患者反馈系统，收集用药体验，利用自然语言处理技术分析，优化产品和服务； (2) 健康教育与信息推送：利用大数据分析消费者健康需求，精准推送健康教育信息，提升公众健康意识	制定统一的技术标准和法规框架，指导智慧监管系统的建设和运行，保障合规性

图 3-3　医药全产业链的智慧监管系统设计

数量及出厂时间。在整个环节中，各生产环节都有信息的记录而对其身份进行补充，在最后的成品检验环节，要求有专门对药品信息查询、验证和注销的过程才能保证药品生产全过程信息的闭环。通过国家平台的数据下行和对国内企业的追溯信息采集，建立对药品流通的全程无死角监控体系。

药品流通环节：在药品销售两票制的大背景下，监管部门已经实现了通过医药管理系统对药品销售和配送进行电子监管码监督，有效封堵了假冒伪劣药品通过流通环节进入临床应用的渠道。在流通环节的监管数据采集方面，应当集中在储运环境条件数据的采集和环境控制设备运行状态数据的采集。监管部门可以通过这些数据的采集和分析确保药品流通和储存环境的稳定。尤其是在需要全冷链的生物制剂领域，应当将环境控制设备与药品运营的电子监管记录相结合，做到储运环境监测数据和药品流通监管数据并行采集，确保全程冷链管理。此外，可以根据历史数据应用 AI 技术预测库存需求，自动调整存储位置，优化库存布局，减少库存积压和浪费，提高药品供应链的整体效率，有效杜绝因为储运环境控制导致的药品质量安全事故，提升药品整体安全水平，保障公众健康。

临床使用环节：临床应用和药店直销渠道等流通销售终端，应当依靠对药品的流通点监管，建立起针对药品质量及不良反应的快捷反馈渠道。目前，智能手机等移动终端的技术已经完全成熟，开发专门的药品数据查询及质量反馈应用 APP，并在每个独立包装的药品上添加药品质量及不良反应反馈二维码等数据链上传方式。患者或医生不仅可以通过手机扫描的便捷方式及时辨别药品真伪及有效期，也可以实现临床医师和患者对药品质量及不良反应的实时反馈。上述数据的收集绕过了现行复杂的药品不良反应反馈体系，使医生和患者对药品的不良反应及质量问题的报送更加便捷，能够充分地调动医生和患者对于数据报送的积极性，使监管部门能够以最快的速度获得来自真实世界的、最为广泛的药品质量数据。

药品监管环节：各个监管部门通过大数据平台共享所有的监管数据，实现注册生产检查数据、认证检查数据、飞行检查数据、药品抽检数据、药品不良反应数据等各项数据的共享[11]。这些来自各个部门的监管数据汇总，将使得每个监管部门能够充分了解药品信息，从而实现更有效的监管。针对建立的大数据实时监管模式，可以以各省药监局为数据监管中心，将辖区内的药品生产全产业链数据自动上传到监管中心数据平台，利用大数据云技术对所有的数据进行综合分析，这样所有违规操作、违规生产的行为及所有来路不明的假药交易都将暴露无遗。当有临床终端的质量及不良反应数据报送到数据平台，经过分析运算可以查出劣药的所有流向和库存余量以及药品生产的时间批次，立即追溯到药品生产具体环节，为针对药品生产企业的监管追溯提供及时准确的信息。结合监管部门对企业的日常监管数据的共享，形成一个药品生产流通及临床应用的全覆盖数据实时采集网络及数据平台。

（四）运用新技术推动药品监管制度创新实现对异常数据研判和监管响应

对生产、流通和临床数据的及时监管响应，不仅需要各类数据的实时采集，更需要建立一套完善的大数据分析研判系统，建立药品监管部门能基于研判结论采取相应的监管行为的响应机制（图 3-4）。通过将采集的数据结合中医药理论和实际监管经验，建立风险评估模型，对风险严重程度和风险发生概率进行预测。对模型进行定期更新和验证，以反映最新的市场要求和技术变化。依据风险评估模型的预测结果对质量风险进行危害源识别、风险评估和风险评价。根据风险评估结果，设立风险预警阈值，当监测到质量风险超过预警阈值时，及时发出预警信息。同时开发预警通信系统，保证警报信息能够迅速传达给相关人员，及时启动应急预案，保证问题得到快速、有效的处理，切实提升对药品安全

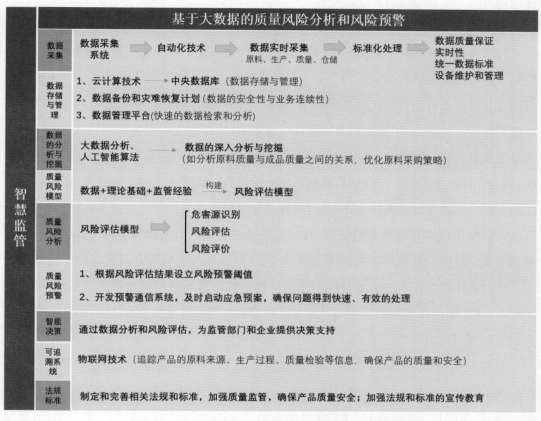

图3-4 智慧监管体系下的医药质量风险分析与预警

监管的工作效率和应急事件快速反应能力[12,13]。

　　针对药品生产的异常数据研判,其实质就在于对生产企业生产过程的合规性的研判。每一个药品生产批件对应的药品品种的生产工艺规程、原辅料的规格及生产企业等都是确定无误的,按照《药品注册管理办法》《已上市化学药品变更研究的技术指导原则》《已上市中药变更研究技术指导原则》的要求,任何变动均需要进行申报审批。因此,药品监管部门实际上掌握着每个企业每个品种的工艺及质量要求。在正常的药品生产过程中,药品的各项生产数据应该是与在监管部门报审的数据一致或在相应的允许的错误范围内,而大数据技术已具有将企业实时上传数据与报审的工艺规程数据进行技术比对的条件,并实时监测物料的平衡情况。随着大数据视频监控技术和人脸识别技术的发展,通过人脸识别技术对影像资料记载的操作人员及操作行为与生产记录进行技术比对。利用人工智能技术对各角度的数据横向综合分析,搭建人工智能风险回归预测模型,实现监管智能化,判断企业上传信息是否真实可行,企业是否存在伪造生产记录的情形等。以风险点为导向,对药品生产企业进行风险预警,并依据研判标准和大数据运算规则判断是否做出监管响应。

针对流通企业的异常数据研判,其关键在于对药品储运环境监测数据、设备运行状态数据及药品流通监管数据的研判。通过药品经营流通企业实时上传的药品进出库配送信息与储运设备运行信息的比对,发现药品储运过程中的异常行为,并依据研判标准做出是否监管响应。此外,为了提高监测的准确性和效率,还可在企业安装智能机器人、AI探头等智能设备,自动检测生产环境、员工操作和设备状态,一旦发现任何偏离规定标准的情况,就会立即触发警报。这样的自动化系统不仅提升了监管人员的工作效率,还能够确保生产车间员工遵循标准操作程序,及时发现并处理潜在的生产环境或设备问题。

针对临床应用异常数据的研判,其核心是基于临床医生用药和患者自行用药反馈数据的研判。反馈的数据可以包括药品的不良反应、药品的质量瑕疵及药品的其他异常状况。通过临床医生用药和患者自行用药所反馈的数据具有数据样本广泛、信息反馈及时的特点,当相似的反馈数据累积到一定量或收到重大药品质量安全事故时,系统会根据预先设定的规则发出预警信号,第一时间引发监管响应。

智能决策系统在质量监管中的应用,是通过数据分析和风险评估,为监管部门和企业提供决策支持。具体来说,系统可以根据对原料质量数据的评估和预警,推荐合适的原料供应商,确保原料的质量稳定,从而降低资源消耗和环境影响,符合绿色生产的要求;根据成品质量数据监管,调整生产策略,以优化生产过程,提高产品质量,实现高质量生产。同时,系统还可以根据监管过程中发现的问题和风险,不断完善和优化中药质量风险分析模型,提高监管的针对性和有效性。此外,利用大数据分析和人工智能技术,智能决策支持系统可以为管理层提供数据驱动的决策支持,包括市场预测、库存管理以及生产计划等。这些数据驱动的决策可以帮助企业更好地应对市场变化,提高运营效率,降低风险。在决策流程方面,根据决策的重要性和复杂性,可以采用不同的流程。对于重要且复杂性或不确定性高的决策,可以采用高度结构化流程,进行深入的数据分析和风险评估,比较多种可选方案。对于重要但复杂性或不确定性较低的决策,可以采用较低结构化流程,主要依赖现有知识,侧重于危害源、风险评估和风险控制。对于已有明确标准操作规程、政策或充分理解需求的情况,可以采用基于规则的流程,决策过程无需新的风险评估,主要基于对相关风险的了解,指向预定行动和预期结果。这些流程的选择,可以确保决策的一致性和有效性[14]。

在大数据分析技术基础的支撑下,结合前述的药品生产流通使用各环节质量信息实时采集数据平台的建立,依托互联网技术和大数据云技术的发展,根据药品质量监管的特点建立"互联网＋药品生产大数据综合分析预警平台",实现药品监管部门、药品生产企业和药品临床应用终端之间的联动。根据药品注册、药品生产及药品流通和临床应用中各环节获取的数据,依托大数据平台的综合分析,实现有针对性的监管及不同监管部门之间的信息共享机制和监管行为联动机制。同时,依托"互联网＋药品生产大数据综合分析预警平台"对上述不同类型和来源的数据分别进行采集和对大数据进行横向综合分析,通过根据监管部门预先设定的预警机制,智能识别药品生产流通中可能存在的安全风险并发出预警,监管部门根据预警信息制定检查方案,并迅速开展检查。必要时,可根据预警情形及时采取发出通告、责令暂停销售等措施。在贯彻药品生产企业是药品质量第一责任人的基本指导思想下,应用现代大数据云技术,实现药品生产流通全环节实时动态智慧监管,解决传统药品生产企业监管中存在的"头痛医头,脚痛医脚"的监管模式,多管齐下解决问题。不仅可以提升监管效率,及时发现企业在药品生产和流通过程中的缺陷问题,同时也有利于帮助药品企业更加全面地认识自身存在的问题,帮助其整改提高。将药品质量监管问题及时地暴露出来,并通过多部门数据共享,打破传统的信息壁垒,压缩少数人进行权力寻租的空间,引导药品生产监管制度更加规范和科学。通过上述措施,最终使得中药生产智慧监管应用便捷化、监管数据实时化、监管过程透明化、追溯信息可视化。

参考文献

[1] 人用药品技术要求国际协调理事会. 2009. ICH Q8(R2) Pharmaceutical Development.

[2] 张志清,郝婧宇. 推进智慧监管:探索"监管＋AI"新路径——以市场监管部门推进信用风险分类管理为例[J]. 中国市场监管研究,2023(9):33-36.

[3] 袁倩,席晓霞,乔健敏. 浅谈"互联网＋"技术在食品安全智慧监管中的应用[J]. 食品安全导刊,2024(7):30-32＋36.

[4] 任学毅,杨惠莲,杨帆,等. 基于智慧监管的药品质量大数据库构建探索[J]. 中国药学杂志,2021,56(17):1432-1436.

[5] 肖伟,潘泓峰,吴怡,等. 绿色低碳背景下基于智慧工地建设的差别化监管研究与实践[J]. 建设科技,2024,(2):10-13.

[6] 刘涛涛,代悦,于淼,等. 基于智能感官分析技术的九蒸九晒大黄饮片气味表征[J]. 中国实验方剂学杂志,2022,28(20):116-121.

[7] 李佳佳,李嘉伟,范成名,等. 基于物联网技术的工业大数据采集与处理研究[J]. 长江信息通信,2023,36(9):91-93.

[8] 卢建璋. 大数据时代医学数据挖掘分析平台构建[J]. 情报科学,2023,41(8):89-94.

[9] Wu X D, Kumar V. 数据挖掘十大算法[M]. 李文波,吴素研译. 北京:清华大学出版社. 2013:47-68.

[10] 王毛路. 区块链技术在医疗健康领域的应用探讨[J]. 中国医药导刊,2021,23(1):68-73.

[11] 李刚.蓬安县食品安全智慧监管问题研究[D].四川:西华师范大学,2023.

[12] 卢建璋.大数据时代医学数据挖掘分析平台构建[J].情报科学,2023,41(8):89-94.

[13] 倪亚晖.大数据分析在质监工作中的应用——基于大数据的产品质量风险信息监测与应用[J].电脑知识与技术,2018,14(32):254-255.

[14] 人用药品技术要求国际协调理事会.2005.ICH Q9(R1) Quality Risk Management.

中药产业新质生产力
关键技术与应用场景蓝皮书

第四章
政策建议与保障措施

一、加强中医药人才培养,助力新质生产力发展

在科技迅猛发展和社会持续进步的背景下,新质生产力正逐渐成为驱动社会经济发展的关键力量。在这一趋势中,人才作为最珍贵的资源,正经历一场意义深远的需求变革。习近平总书记在中共中央政治局第十一次集体学习时强调,"要按照发展新质生产力要求,畅通教育、科技、人才的良性循环,完善人才培养、引进、使用、合理流动的工作机制"。这为我们做好医药人才培养工作、促进新质生产力发展提供了基本遵循。因此,在中医药工业领域,我们要紧扣高质量发展这一首要任务,扎实做好新时代中医药人才培养工作,让中医药人才为新质生产力注入源源不断的"智"动能。

新质生产力的特点是创新,人才与创新紧密联系。作为创新的根基,人才是创新活动中最为活跃、最为积极的因素,创新驱动实质上是人才驱动。发展新质生产力,归根结底要靠人才实力。在新质生产力的发展过程中,人才既是创新的发起者,也是技术应用的实践者,更是制度变革的推动者,是新质生产力的核心要素。因此,要明确医药人才在新质生产力中的角色定位。由新质生产力所赋予的"新特性"也使得对医药人才的需求呈现出多元化、专业化的特征。探究新质生产力中医药人才培养特性,不仅为医药人才的选拔与培养提供了理论上的引导,同时也促进了新质生产力进一步发展。

在新质生产力背景下,对院校和企业关于中医药人才培养提出了更高的要求。劳动者是新质生产力的第一要素,因此,更高素质的劳动者是加快发展新质生产力的第一要素。院校应该加强中医药人才专业知识与技能的培养,培养新型劳动者需具备的更强的科学思维、更强的学习能力。在中医药专业领域,注重人才的基础和实践经验的培养,并

确保他们能熟练使用相关技术和工具。通过不断地学习和实践,他们持续提升自己的专业素养,为新质生产力的发展提供了坚实的知识支撑。企业应该加强中医药人才团队协作与岗位胜任能力的培养。新质生产力下的人才在岗位胜任能力的培养上应该具有多维的特质,涵盖了深厚的专业知识与技能、强烈的创新意识与创新能力、跨界融合的思维与能力、敏锐的市场洞察力与判断力、高效的团队协作与沟通能力、持续学习与自我提升的精神以及全球视野与跨文化交流能力等。这些培养特征共同铸就了新质生产力中医药人才的核心竞争力,使他们能够胜任自己的岗位。

当前,新一轮科技革命和产业变革加速演进,以科技为核心的国际竞争日趋激烈。习近平总书记多次强调,"人才是实现民族振兴、赢得国际竞争主动的战略资源"。培养和造就一大批具有国际水平的战略人才,是建设世界重要人才中心和创新高地的主要标志,是加快实现高水平科技自立自强的重要引领与支撑力量。在当今全球化和第四次工业革命的背景下,这一观点显得尤为重要。在制造强国战略中,人才被放置于最根本的位置,成为推进医药工业的关键要素。然而,我国在人力资源数量上占据优势,但在人才质量方面,特别是医药创新型人才方面,仍存在较大的差距和短板。因此,推进医药战略人才队伍建设,需要注重提高质量,培养高质量高水平的医药人才队伍,这既是当务之急,也是实现医药工业智能升级的重要保证。

新征程上,以新质生产力推动高质量发展,迫切需要培养更多与现代中医药产业发展相适应的中医药战略人才,持续加强由战略人才示范引领的高质量中医药创新人才梯队建设,夯实强国建设、民族复兴的人才基础。中医药战略人才是中医药创新人才的杰出代表,是我国创新药物研发核心竞争力的有效承载,也是加快发展新质生产力的重要人才引擎。中医药战略人才是能够提出和解决全局性、根本性、前瞻性的中医药科学问题,攻克国家中医药安全的重大科技难关,提出中医药产业未来发展方向、发展思路和发展重点的科学家。同时,认为中医药战略人才有四个层面的典型特质:一是战略站位上,心怀"国之大者",具有家国情怀;二是战略前瞻上,有洞察力,看得远;三是战略布局上,有判断力,把得准;四是战略实施层面,有领导力,带得成。因此,中医药战略人才的培养可从三个能力进行培养:一是培养具有战略性谋略,能够把握世界医药工业大势、研判医药工业发展方向的能力;二是在创新药物研发中,能够取得突破性、具有引领性和导向性的科研成果,在中医药界具有权威影响力的能力;三是在中医药领域发展中,能够突破核心关键技术或完成颠覆性技术创新,显著提升中医药产业领域竞争位势、抢占中医药领域制高点的能力。

二、积极推进中医药产业国际化

医药产业是我国重点发展的战略性新兴产业。改革开放 40 多年来,特别是我国加入世界贸易组织以来,中国医药产业高速发展。目前,中国已成为全球第二大医药市场,原料药出口多年稳居世界第一,是制剂产能最大的国家和中小医疗器械主要生产基地之一。同时,越来越多富有科技含量的原创产品走向世界,企业通过建立海外销售网络、全球研发、投资并购、海外建厂、技术引进与转让、国际高端市场认证注册等方式全方位、多层次、宽领域参与国际医药市场合作与分工,在全球医药市场中正扮演着愈加重要的角色。

同时也应当看到,我国医药产业国际化尚处于刚刚起步的初级阶段,当前还面临着诸多困难和挑战。主要表现在:一是企业量级相对较小,国际竞争力不强。这不仅仅是货币数量上的差异,更多还是整体素质上的差异。二是创新制约因素较多,医药创新能力不足。存在创新药进入医保难、市场准入难的问题,致使企业后续创新能力受到制约。三是药政制度缺乏国际接轨与互认,造成许多的研究工作必须重做,极大增加了我国制药企业的研发成本,大幅降低了产品的竞争优势。四是国际化专业人才匮乏,无论是质量、注册,还是营销、推广方面都极为缺乏,严重制约和影响着国际化的推进步伐。为此提出以下几点建议。

第一,加快培育和发展一批具有国际竞争力的优势制药企业。持续深化医药供给侧改革,通过一致性评价、提高药审质量标准等措施,加速优胜劣汰,推动并购重组,引导优势资源向优质企业聚集,提高医药行业的集中度。同时,国家应确定一批重点优势企业,从资金、项目、政策等方面给予大力扶持,加快培育和发展一批能与国际制药巨头同台竞技、能在国际市场上大展拳脚的大型、跨国制药企业,发挥标杆引领作用,不断提升我国制药企业的国际竞争力。

第二,分步推进药政制度与国外接轨与互认。国家应在推进"一带一路"计划的同时,与相关各国达成药物审核与认证的互认协议,使国内新药在开发期间和申请上市时能同时获得国内和相关国家的认可,同步上市。在此基础上,推进生物医药供应链自主安全可控,全面融入国际标准。加快推动创新研发、临床运营及项目管理、市场合作、销售队伍建设等多个环节联动的全球化资源配置,持续推进与海外创新型企业、跨国龙头药企的双向合作,加强 License-in 和 License-out 两种模式的同步开展,使国内药企融入更高水平的全球化产业生态圈层。

第三,建立完善创新药国际化的激励机制。应加快热门靶点新药、AI 影像等新兴业态、特色原料药等领域的国际化商业进程,有效应对部分发达国家"对华"全面竞争限制的升级,针对海外技术引进、科技交流、对外投资、原料药、生物技术开发、疫苗等领域的出口管制等挑战,增强产业链供应链自主安全可控,全面融入国际审评审批标准,促进国内创新型企业融入国际化。此外,创新药走向国际化,从社会效益来说,可以贡献中国智慧,提升国际影响;从经济效益来说,可以覆盖更广大市场,获得更大收益,但其一开始的投入巨大,周期也长。为了鼓励国内药企勇敢地走出国门,建议国家以重大项目方式专项资助国内药企的国际市场开发工作,特别是要重点支持具有国际自主知识产权的创新药在欧美等国外市场的开拓。同时,建议国家对国内自主研发的创新药优先纳入国家医保目录,对取得国际 PCT 专利并实现产业化的创新药,除给予财政奖励,还应在医保支付、招标采购等国内市场准入方面予以重点支持,为产品尽快走向国际市场奠定必要基础。

三、完善中医药产业生态

中医药产业是由深厚的文化底蕴和独特的治疗理念所支撑的,随着技术革命性突破和产业深度转型升级,中医药产业面临着前所未有的发展机遇。在技术革命性突破方面,应强调基础研究与技术转化的重要性,特别是在中医药的生物学机制研究与现代化应用中。例如,增加对中医药基础研究的投入,改善研究评价机制,提升研究经费使用的自主权,完善科研成果转化机制。这不仅涉及知识产权保护,还包括产学研的深度融合和跨学科的国际合作。

在生产要素创新性配置方面,应重视资本和人才要素的配置,特别是在中医药的数据化应用上进行创新。通过分析和应用患者数据、临床数据等,可以提高中医药疗效的精准度,开发出更符合现代需求的治疗方案,这对于中医药产业的现代化和国际化具有重要意义。

在产业深度转型升级方面,中医药产业应强化国际化交流合作,优化产业支撑体系,加快中医药企业的创新转型,培育具有国际竞争力的市场主体。同时,应加强区域产业布局和协同合作,如通过京津冀协同发展、粤港澳大湾区等国家战略,推动中医药产业的集聚化和高端化发展。

四、推进中药产业标准体系建设

(一)标准体系的基本原则和指导思想

中医药工业标准体系涵盖了从人员配置、设施设备规划、原药料采购、生产过程监控、中间产品检测、成品质量评估、包装规范、运输流程管理到质量控制等各个环节的技术要求,构建了一套具备实际操作性的工厂生产和流通作业规范标准体系。以世界卫生组织对 GMP(药品生产质量管理规范)的定义为例,它是一套确保食品、药品及医疗产品生产和质量管理的法规性指导原则。简而言之,GMP 要求制药和食品等生产企业拥有先进的生产设备、科学的生产过程、严谨的质量管理体系和精确的检测系统,从而确保最终产品符合法律法规所规定的品质标准[1]。

在中药质量的监控过程中,必须从生产、流通、使用等多个环节出发,深入分析可能影响中药质量的各项因素,并据此针对性地设定检测项目,从而切实加强对中药内在质量的全面把控。在此过程中,必须始终坚持质量至上的原则,全面贯彻"安全有效、技术先进、经济合理"的核心理念,并尽可能采用先进的标准,让标准在推动质量提升、促进择优发展以及增强对外贸易竞争力等方面发挥积极作用。

在选择检验方法时,应遵循"准确、灵敏、简便、快速"的原则,特别注重方法的实用性和适用性,并积极吸纳国内科研成果和国外先进经验。既要考虑当前国内的实际情况,又要关注新技术的发展和应用,从而不断提升和完善检测水平,确保药品在生产、储存、销售和使用过程中的质量得到全程控制,并完全符合技术标准的规定,具备可追溯性和传递性。

为了实施创新驱动发展战略,贯彻落实《中国制造 2025》和《健康中国 2030》等国家战略部署,必须凝聚中药制药工程科技创新的共识,积极应对世界工业革命的挑战。而要实现这一目标,首先需要深入认识自身的不足和短板,以便通过顶层设计构建符合我国医药产业实际需求的"中药制药工业 4.0"技术理念与系统架构。这要求深刻理解和把握工业4.0 的"三大集成"(纵向集成、横向集成和端到端集成)和"三大核心"(工业技术与信息技术的整合、系列产品整合和业务集成整合)[2]。

具体来说,"三大集成"包括:纵向集成,实现生产管理各环节的无缝对接;横向集成,将企业内部信息与产品生产链信息进行有效集成;端到端集成,实现产品全生命周期和生产周期的全面整合,确保生产全过程的质量控制和可溯源管理。

"三大核心"则在于:以高效率为核心,推动工业技术与信息技术的深度融合,实现工业技术的智能化;以提高效益为核心,实现系列产品的整合优化,提升产品附加值和市场竞争力;以业务集成为核心,降低生产成本和运营成本,提升整体效益。

在实施"三大集成"和"三大核心"的过程中,需要以先进的技术标准为基础,确保各项工作的科学性和规范性。为此,应建立中药制药数字车间/智慧制药工厂模型,积极组建中药制药工业技术标准体系建设队伍,率先制定并推广符合我国中医药产业特色的先进技术标准。同时,还应加强协同创新,突破智慧制药的关键技术和平台,根据各类中药制造的特点,发展形成一系列智慧制药技术模式,并建立完善的智慧制药技术标准体系。

(二) 建设实施中国智能制药工业技术标准体系

智能制造的标准化工作不仅是发展智能制造的基础,更是推动制造业整体升级的关键。完善的标准体系能够实现智能制造的硬件与软件有效集成,对于技术、产品、服务、管理等具有至关重要的规范和指导作用,同时能够提升产品质量和生产安全。世界各国普遍重视智能制造的标准化工作,如德国就把智能制造的标准化工作列为"工业 4.0"战略的首要任务,并且近年来连续发布了五版的"标准化路线图"。我国工业和信息化部与国家标准化管理委员会也先后出台了 2015、2018、2021 三个版本的《国家智能制造标准体系建设指南》,对我国智能制造的标准化工作进行具体部署和详细指导。然而,我国智能制造的标准化工作还存在许多待解决的问题,如纺织、石化、建材等领域的应用标准体系还不完善,行业应用标准研制进展还比较缓慢,智能制造应用试点缺乏多样性和广泛性,国家、行业、团体标准协调配套的标准群尚未建立,对国际标准化合作的参与有待加强等。

为确保我国智能制造的可持续发展,需要积极参与和推动与智能制造相关的标准制定,确保这些标准的科学性、前瞻性和实用性。要根据《中华人民共和国国民经济和社会发展第十四个五年规划和 2035 年远景目标纲要》《国家标准化发展纲要》的指导思想,按照《国家智能制造标准体系建设指南》对国家智能制造标准体系的整体规划,加强顶层设计,增加标准有效供给,强化标准应用实施,统筹推进国内国际标准化工作,持续完善国家智能制造标准体系,建设各细分行业智能制造标准体系等。还要认真落实《中国制造2025》《"十四五"智能制造发展规划》等文件对我国标准体系和标准化管理体制改革提出的要求,"组织实施制造业标准化提升计划,在智能制造等重点领域开展综合标准化工作"。"加快基础共性和关键技术标准制修订,加强现有标准的优化与协同,在智能装备、智能工厂等方面推动形成国家标准、行业标准、团体标准、企业标准相互协调、互为补充的标准群"。尤其重要的是,我们要确保结合各行业特点,有针对性地制定相关标准。对于已经制定的标准,应当加大推广力度,通过各种培训和宣传活动,提高企业和社会对智能制造标准的认知和应用。同时,我们还要加强与国际标准化组织的深度合作,学习和借鉴国际上的先进经验和做法,确保我国的智能制造标准能够与国际接轨与互通。

实施"智慧制药2025"注重中药质量标准、关注企业生产管理标准、突出绿色环保、工艺精湛、技术先进、设施安全等技术标准建设,促进中医药工业提质增效是智能化革命[3]。

在中国制药工业技术标准体系建设中，必须以"选材优质、制造精工、质控精准"为产业发展理念和提升中药质量及增强市场竞争力为目标，用世界先进技术制定标准和管理标准，来构建优质中药制药企业的综合性、示范性制药工业标准体系，才能生产出显著高于国家标准的产品，才能体现"中国制药"技术水平，才能达到引领我国医药产业标准从药品合格向制药技术强国转变的效果。特别针对中药生产，组织制定先进的工业技术标准，使优秀的示范企业成为"引领者"，引领中药产业技术升级、提质增效[4]。以成为世界制药强国为目标，实现医药工业绿色、环保、安全、高质、高效、低耗发展的智慧制药技术，技术标准的先进性、智能化是基本要求。

参考文献

[1] 工信部、国家标准委. 国家智能制造标准体系建设指南(2021版)[S]. 北京,2021.
[2] 中华中医药学会中药制药工程学会,中国工程院医药卫生学部,现代中药协同创新中心(天津). "中国智慧制药2025"杭州宣言发布[J]. 天津中医药,2017,34(1):81.
[3] 程翼宇,张伯礼,方同华,等. 智慧精益制药工程理论及其中药工业转化研究[J]. 中国中药杂志,2019,44(23):5017-5021.
[4] 程翼宇,瞿海斌,张伯礼. 中药工业4.0:从数字制药迈向智慧制药[J]. 中国中药杂志,2016,41(1):1-5.